天使魔法师

叙事心理沟通故事与态度技巧

窦爱君 ——— 著

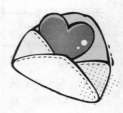

山西出版传媒集团

山西教育出版社

图书在版编目（ＣＩＰ）数据

天使魔法师：叙事心理沟通故事与态度技巧 / 窦爱君著
．—太原：山西教育出版社，2018.7
ISBN 978-7-5440-9919-6

Ⅰ．①天…　Ⅱ．①窦…　Ⅲ．①精神疗法　Ⅳ．
①R749.055

中国版本图书馆CIP数据核字（2018）第126292号

天使魔法师——叙事心理沟通故事与态度技巧

TIANSHI MOFASHI——XUSHI XINLI GOUTONG GUSHI YU TAIDU JIQIAO

责任编辑	李　磊	
复　审	李梦燕	
终　审	康　健	
装帧设计	李　珍	
印装监制	赵　群	
出版发行	山西出版传媒集团·山西教育出版社	
	（太原市水西门街馒头巷7号　电话：0351-4729801　邮编：030002）	
印　装	山西三联印刷厂	
开　本	880 mm×1230 mm　1/32	
印　张	8	
字　数	182千字	
版　次	2018年7月第1版　2018年7月第1次印刷	
书　号	ISBN　978-7-5440-9919-6	
定　价	36.00元	

如发现印、装质量问题，影响阅读，请与出版社联系调换。电话：0351-4729718

致谢

吴熙珇老师把叙事疗法带到大陆，让我充分领略到叙事无限温柔的智慧和力量，使我叙事取向的咨询实务，和对咨询师、家长、教师的培训，呈现出取之不尽的灵感和神奇效果，从而也为本书积累了丰富的理论和实践素材，深表感谢！

乐瑶妈妈赋予了这本书神奇的名字，多年来我带领的线上线下的学员们，还有通过各种渠道找到我的来访者，愿意授权把自己的故事写入本书，让好故事循环流转惠及社会，深表感谢！

史永海、骆红梅、郑芳芳、毋志荣等爱君叙事学员好伙伴，不惜时间精力，把相关活动录音整理成文字，让各自珍贵的叙事访谈案例与天下人共享，给更多有需要的人们带来滋养，深表感谢！

上海教科实验中学张迎娟校长，高度重视学校心理健康教育和心理辅导工作，投入专项经费配备游戏沙盘、团体辅导工具箱、减压橡皮人等心理器材，以及系统测评软件和各类心理书籍。我作为学校专职心理咨询师，每学期为学生提供心理健康教育活动课、个别心理辅导和专业支持，带领"叙事取向的师生沟通艺术"系列教师心理工作坊，为家长做《提升孩子的心理资本》等专题讲座。为了更加有效、系统、持续地为师生和家长提供心理教育和心理服务，我近年来还进行了叙事取向的师生沟通、亲子沟通艺术实证研究，这是学校的一项重要课题研究和实践，这本《天使魔法师——叙事心理沟通故事与态度技巧》，正是这项研究实践的可喜成果之一。感谢研究过程中张校长的亲切关怀、有力支持，感谢学校同仁们的默契配合、通力合作！

书稿完成后，请各方人士审阅。吴熙琄博士、钱梦龙先生、曾祥芹教授等几位恩师，和刘秀兰师姐，都给予了充分肯定和欣赏；几百位亲朋好友、同事同学和俱乐部学员，也表达了浓厚的兴趣和喜爱、珍惜之情——这一切都有力推动了这本书的出版面世，特别感谢！

山西教育出版社独具慧眼，李梦燕、李磊、李珍等老师不辞辛苦进行策划、设计、编辑、校对，将这本养在深闺人未识的书稿，漂漂亮亮、分量十足地推向社会，与千家万户结缘，这真是成人之美、功德无量的好事，特别感谢！

亲爱的读者，当您捧起这本书，慢慢品读，慢慢浸泡，一点一点领悟并不断实践，您自然就会成为叙事心理沟通团队的一员，您也将成为您的孩子和家庭的"天使魔法师"，享受属于您自己的种种荣耀！谢谢您，祝福您！

窦爱君

Email：893310318@qq.com

推荐语

　　第一次读到育儿过程中的叙事疗法，就被其中悠悠的爱的味道所感染。从事了十几年的儿童情商教育，我们也服务并影响了上万个家庭。在家庭教育中，当解决了内核——亲密关系后，育儿的技巧和方法就如乘上了翅膀，变得更加顺畅、神奇。在这个过程中，我们也一直在寻找简单、有效、可快速在家庭中运用的各种方法。

　　窦老师口中和笔下的叙事疗法，让我们能够立刻被吸引，每每听到其中的奇妙之处，都会不禁感叹：真的可以有如此从容的育儿状态，可以有如此有效的方法，可以让家长们快速成为"育儿专家"！

　　书中一个个感人至深的故事，均来自窦老师的真实经历，其中流露着对孩子、对家庭教育的浓浓的爱，正是这份爱的力量，感染着我，让我也深深地沉浸其中，并开始深入学习。

　　如今，社会上不乏各种育儿书籍，也有不少育儿理论，但窦老师的天使魔法师，从另一种从容、简单、易操作的角度给了我们一个新的视角，也让我们棉花糖的情商教育理论体系如虎添翼！很感谢窦老师的信任，愿一起合作。

　　希望更多的家庭，开始实践其中的方法。当慢慢用到得心应手时，你会发现，原来自己也可以成为家庭的天使魔法师……

　　让教育回归家庭，一起遇见更好的自己。

棉花糖情商教育集团总裁　闫志新

　　初识窦爱君豆豆老师，是2016年5月份，在一场由悦学与社区联合举办的亲子公益培训课上。热情、温暖、用心、付出等形容词都不足以概括豆豆老师的性格。随着和悦学的合作越来越深入，豆豆老师多次参与悦学NLP情商潜能特训营课程的研发及培训工作，我越发感受到豆豆老师那份爱孩子的心，那份严谨的专业度。她时而如同父母，时而如同智者，时而如同手握开心钥匙的魔法师，让多少的孩子和父母，忧愁而来，放松开心而归。很高兴看到豆豆老师的新书《天使魔法师——叙事心理沟通故事与态度技巧》出版，这是一本特别适合父母读的书，教父母如何有效引导孩子，里面有很切合实际的案例，有简洁可操作的方法……相信每位家长读完这本书都会有所收获。我也如豆豆老师一样，痴迷于亲子教育，愿意陪孩子们如花绽放，创造无数家庭的幸福快乐！

　　　　　　悦学NLP青少年成长中心创办人兼校长　金建明

　　这本书，看似一本厚厚的心理学专业书，实则借助一个个朴素、接地气又鲜活的案例，传递拨开层层阴霾见艳阳的方法与技巧，让我受益匪浅。说实话，我边看边对照自己，边联想自己碰到的事，时常感觉文中那些人和事仿佛说的就是自己，好像是在引领自己如何突出重围。每每看完一篇，心中总有股按捺不住的感动：如果时间可以倒流，我也要争取表现得更好一些，努力做好家人、孩子、学生心里的天使魔法师，因为叙事有技巧，更有不可低估的能量。

　　　　　　一位年轻妈妈，上海教科实验中学秋芬老师

目录

自序

——我的种种荣耀

一

小时候，每次爸妈说第二天要带我去哪里玩，我都会很兴奋，晚上翻来覆去睡不着。转眼，很多年过去了，我早已做了妈妈，而我的爸妈，双眼已昏花，步履已蹒跚。

这几年，每次快到寒暑假，我总会打电话给两千里外老家的爸妈，告诉他们："等放了假，我带你们出去玩哦！"妈妈总是又期待又担忧，想去，又怕走不动。爸爸则不考虑那么多，完全像个孩子一样，晚上兴奋地翻来覆去睡不着，白天总忍不住在小区里逢人就说："俺大闺女又要带俺去外面玩啦！"引起周围一群老人家的艳羡：你家大闺女真孝顺啊！

能带着年迈的父母轻松地去外面玩——这是做女儿的荣耀。

二

儿子读高二时，有一天从学校拿回一张《上海市优秀家长推荐表》，说全校只有两个名额，我是其中一个。我看到"子女推荐评语"一栏里，儿子已经一笔一画规规矩矩地写好了：

妈妈会在我丧失信心时，陪伴着我，鼓励着我。在我孤独无助时，她是我可以倾诉的对象。妈妈不只是妈妈，她更是我的朋友，一个不可多得的知己和生命导师。

我反反复复读了好几遍，一边感到受宠若惊、受之有愧，一边又觉得心安理得、幸福无比。

被儿子誉为"不可多得的知己和人生导师"——这是做妈妈的荣耀。

三

有一次，我把儿子获奖学金的好消息通过QQ告诉了在两千里外老家工作的先生。汇报完了，还不忘加上一句："不愧是乾隆的儿子呀！"（乾隆是先生的大名）同时发了个大拇指点赞的表情。

先生看到后，回了个露着门牙大笑的表情，写道："不愧是名师的儿子！——你是名校的老师，简称'名师'！"然后又发来一句："母以子贵，夫以妻荣！"

哈哈哈，真把我乐坏了！"母以子贵"，这是从古到今大家都认可的，也非常符合我当时的心情；而"夫以妻荣"四个字，是我读了半辈子书第一次见到的说法。在我们这个男权思想统治了几千年而今依然盛行的东方国度里，爱妻子的男人可能很多，但能坦然说出"夫以妻荣"这四个字的，还真难找！

大笑之后，我再次心安理得、幸福无比地接受了。

被夫引以为荣——这是做妻子的荣耀。

四

前些日子，无意中翻出一个日记本，里边有两封学生写给我的信，时间分别是 2003 年 4 月 24 日和 27 日，那时我已离开他们去大学进修教育硕士。

陈倩写道："说心里话，我真的很感激您，您慈爱的眼神给了我无穷的力量，才让我取得了今天的成绩。……今生今世能与您相遇，成为您的学生，是我一生的快乐。"

古珍写道："窦老师，也许就是从您迎接我们入班的那一次握手开始，我第一次有一种被人尊重的感觉，当时内心的震撼无以言表，我相信这种感觉是我们 2 班每位同学的同感。是您的和蔼和真诚像盘古开天辟地一样劈开了我混沌的世界，使我认识到了学习的乐趣和人生的美好。从来没有一位老师对我如此好，如此关心，如此信任，……"

多少年过去了，有一天我在路上偶然遇到那一届的一位男生，我对他的印象都已模糊，他却认出了我，怀着喜悦和感激对我说："窦老师，是您让我爱上了语文，爱上了写作，写作的习惯我一直保持到现在，已成为我生命的一部分。"

一直保持联系的安娜时常说："窦老师，我从您身上学到的最珍贵的东西，就是激情，生命的激情。这些年经历了这么多坎坷，如果没有这种激情，我是熬不过来的。"

甚至还有一位男生多年后在 QQ 上找到我，说："前几年，我人生陷入低谷，心灰意冷，几乎打算告别这个世界的时候，我在整理衣物时忽然发现了您送我的那本书——《逆风飞扬》，还有扉页上的那句留言'你是我生命中的奇迹！'我就想，不能辜负窦老师的信任，我必须重新振作起来！所以我才有了今天。"

太多激动人心的回忆，太多滋养我心灵的话语——这是做中学语文老师和班主任的荣耀。

五

前几天，在学校的咨询室里，一位多次找我做心理辅导的高中女生，郑重其事地握着我的双手、看着我的眼睛说："窦老师，我一定要当面告诉您，您不仅是我的老师，也是我的朋友，更是我精神层面上正能量的源泉！每一次和您交流，都能让我重新燃起希望和热情，正能量满满！"

女生真诚热切的话语，让我联想起许多幼儿、少儿、青少年、青年和他们的父母。他们都是来找我做心理咨询，想解决种种心理困扰的。

这是几年前农历中秋节前夕我收到的一则短信："窦老师您好，我是××的家长，当时请您给我儿子做了一次心理咨询，是关于他啃手指的问题。现在已经完全好了，我多年的困扰终于解决了！非常感谢您的帮助，祝您全家团圆，平安幸福！"

两年前的某个晚上，一位拒绝上学、在家待了三个星期的高一男生，在我半小时的情绪疏导、方法探索后，主动地、态度坚决地对父母说："明天我去上学。"

我遇到的不只是这些孩子和家长，还有其他恋爱婚姻遇到挑战，或者受抑郁、焦虑情绪困扰的人们。2013年暑假的某个下午，从1:00到1:26，借助26分钟的手机通话，我成功劝导一位30多岁的女性放弃了跳楼。当时她一个人站在浦东某建筑工地的脚手架上，在电话里虚弱地向我哭诉："窦老师，我已经彻底绝望了，我不想活了。"我通过电话对她进行贴心陪伴、默契配合、灵活指导，她慢慢找回了些微的力量，慢慢走下脚手架，走到地铁站，等来先生，安全地被接回家。

太多生命里的艰难，被我听到；太多生命里的挣扎，被我看到；太多生命里的韧性、智慧和热情，被我陪伴着重新找回，重新照亮一度黯淡的道路。

我见证过太多的眼泪和悲伤，更见证过太多重拾希望的喜悦和力量。

进门时山重水复疑无路，离开时柳暗花明又一村。

我总是受宠若惊又幸福无比地接受感谢，也总是由衷地感谢每一位愿意走入我的咨询室，让我陪伴着勇敢地穿越情绪的黑暗隧道，寻找到新天地、新感觉的人们——这是做心理咨询师的荣耀。

六

2010年开始，通过台湾吴熙玥老师的网络课程、远程督导，通过熙玥老师上海落地工作坊连续六阶持之以恒的学习，我渐渐从一个叙事爱好者和叙事实践者，成长为坚定的叙事带领人和推广人。2011年至今，我在上海及外地举办了多场叙事讲座、叙事工作坊、亲子培训班、青少年特训营等，在线上常年举办叙事成长俱乐部、父母解忧俱乐部、青少年解忧俱乐部等活动，致力于叙事疗法的传播和普及，帮助学员学习掌握叙事疗法的态度和技巧，实现个人成长和专业成长；陪伴父母排忧解难，创造亲子关系的亲密、家庭关系的和睦、人际关系的和谐；陪伴青少年面对困惑和挫折，有效疏解心情，找回资源、信心和希望；为个人和家庭提供高品质的陪伴，同时提升叙事咨询师的专业信念和专业实务能力。

在此过程中，我遇到了一批又一批可爱无比的心理咨询师、心理学爱好者、教师、父母，还有孩子们。他们喜滋滋地跟着我学习叙事疗法，热情洋溢地在我的各种培训班和俱乐部，如饥似渴地倾诉、倾听、反馈，浸泡、体验、提升。这些学员遍布祖国的大江南北，天南海北一线牵，叙事房间暖开怀。大家的身份，有全职妈妈、大学教师、中小学教师、外企白领、企业中高层管理者、医护工作者、心理机构管理者、教育机构培训师、心理咨询师、"985"高校人力资源管理专业博士、应用心理学专业博士等。学员彼此戏称"班长""学习委员""语文课代表""暖男""学霸""好奇宝宝"……谁能想象这是一群又一群多么可爱可敬、可喜可贺的成长伙伴啊！一次次的上麦发言，一个个真挚动人的故事，一次次的见证和讨论分享，让每位学员总是感触颇深、回味无穷。常常下课时间早过了，夜已深沉，本该困意重重，大家却谈兴浓浓，恋恋不舍。

被亲爱的学员们信任和喜爱，和学员们一起走在学叙事、用叙事的幸福路上，体验着许多的感动和感激，享受着心情的宁静、愉悦甚至雀跃——这是做心理培训师的荣耀！

七

叙事心理沟通不只是咨询专业人士喜欢的后现代心理干预法，更是所有希望经营和谐美好关系、希望创造幸福生活的人们都需要的。叙事沟通，咨询室里悄悄运用的咨询秘籍，具有高度普遍适用性，已渐渐延伸到普罗大众，成为人人可以学习、体验、掌握并运用的沟通品质、沟通能力和实用技巧。

书中的很多故事，一部分来自我个人、家庭和亲朋好友生命中的故事，这是最具我个人深刻体验和生命意义的部分。二是来自大量读书学习过程中收集到的故事，这些都曾给我带来心灵的触动，带来微妙而深远的影响。三是来自张博士青少年夏令营、悦学青少年特训营和我曾经任职的学校和现在任职的上海教科实验中学。四是来自线上线下各个培训班、俱乐部学员们的分享。

出于保密原则，书中所有故事涉及个人隐私的部分均已做技术处理。

我们深信：好故事的循环可以带来更大的社会效益，当千千万万读这本书的朋友们从这些故事里获得滋养和启迪，就一定会升腾起更多的温情和爱意，生发出更多的灵感和智慧，从而创造更多充满力量的美好幸福的故事！

能够把多年叙事学习实践及推广的经验变成文字，让原本会随风而逝的动人故事定格为可流传的书籍，用叙事心理沟通的故事和态度技巧去滋养千千万万读者及课程参与者，去陪伴支持无数的个人和家庭穿越苦难和迷茫，找回生命本该享有的轻松、温暖和力量——这是作为本书作者的荣耀，也是作为叙事心理沟通传播者的荣耀。

八

2016 年某个夏日，手机上忽然收到一位妈妈发来的短信——不，应该叫长信，1700 多字。见下：

豆豆老师，我忍不住要跟您分享我的喜悦，那天您和我神奇的 40 分钟对话，我毫不夸张地说，可能已经改变了或正在改变我和我女儿的人生。

那天在回去的路上，我按照您教的第一步，向乐瑶同学真诚地道了歉。我说，过去 15 年，妈妈做得很不够，没有真正从你的角度去理解你、关心你，只知道把我认为好的、对的东西强加给你，从来没想过你内心真正想要的是什么，对你的思想施加了很多暴力，对不起！让你难受了那么久，你能不能原谅妈妈？你愿意再给妈妈改正缺点的机会吗？

说到这里，我女儿在地铁里当场落泪。我当时真的惊呆了，我一直以为她是个冷血动物，以前每当我听到、看到感动的事情落泪时，她只会嘲笑我，说："这有啥好哭的？"没想到我短短这几句道歉的话，能让她有这么大的反应。我不清楚她的眼泪背后包含了多少情绪，也许是感动，也许她觉得委屈了这么多年，终于能被理解了。但我明白了一点，我已经走进她的内心了，第一次觉得自己做了回真正的家长。

夏令营每天也有作业，其实很快就能完成，但她暑假作业很多，来夏令营还要做作业，就觉得很不情愿，前几天的作业都是在早上来的路上敷衍完成的。夏令营第一天的作业本发下来后，她看到老师给她写的评语，说："我做得这么马虎，老师还是这么认真地写了一大段评语，我以后做作业也要用这种态度对待！"这是她感受到的第一个小感动。我看到她第三天的作业本上写了句："今天莫名其妙地感到快乐。"

但是她还是觉得来夏令营没多大意思。前几天每天早上迟到，因为她起床磨磨蹭蹭，没有强烈的愿望来夏令营，她说："迟到就迟到，不去更好！"到第五天晚上回家的路上，她突然对我说："妈妈，我们明天早上早点起床吧，总是迟到不好。"又说："白天和队友们一起做游戏，好有趣！"还说："第一次感觉到，好多人一起玩一个游戏，比一个人玩开心多了！"

另外更重要的是，她一把把我抱紧，扑哧一下笑出了声，她说觉得好开心，至于为什么开心她也不知道。那一刻我知道积压在女儿心里的东西释放出来了，要知道她这发自内心的笑声真的是太久违了，我都已经不记得她上一次露出这么阳光灿烂的笑容是什么时候了。

回到家，她第一时间把游戏时队友写给她的评价拍了照片发朋友圈，并且标了好多个爱心。她也加了好多同学的微信，包括大雄哥哥和千千姐姐，她说他们都好棒，对待生活学习那么乐观热情，要向他们学习。还有，她说别人怎么都这么厉害，我也好想变成张博士说的第四种人。

今天是第六天，早上我醒来时发现她已经醒了，并且不用我催促，自己洗漱完后很快完成了夏令营作业，等我收拾好一起出门。要知道以前我每天都要一遍又一遍地催她快点刷牙洗脸，在今天的作业本上，我看到她写之前不喜欢做情商作业，现在十分乐意；之前不喜欢来夏令营，现在觉得挺有意思。她说想要好好享受只剩最后两天的夏令营。

今天晚上，夏令营组织聚餐，8点结束。她以前特别不喜欢和同学一起出去活动聚餐，但早上她准备好了聚餐的钱，并且问我：“妈妈，今天8点之前你怎么办？你要等我很久，会不会无聊？”我说：“没关系，妈妈会自己安排好，到点再去接你。”

我真的是太感动了，每天都有进步，每天都收获满满。豆豆老师不瞒您说，您对我的教导不仅改变了我，改变了我的女儿，甚至改变了我的家庭。这一个星期来，我每天回去都会跟我老公说这一天发生了什么，学到了什么，有些什么改变，可能也在潜移默化中影响了他一些，昨天回家突然发现被子是整齐的，床也被整理过了。因为之前他在家从来不做这种事的，每次早上只要我比他先起床出门，回家看到的床绝对是一团乱的。这次太让我意外了，立刻和他聊了起来，他说我这些年为了家为了孩子辛苦了，也向我表示了歉意，决定了今后的努力方向，我们俩说了很多温暖的话，真是太神奇了！

以前一直很佩服那些家庭、事业双丰收的人，好奇他们到底是怎么做到，现在突然发现，其实很简单，原来我也可以的。真的非常感谢情商夏令营，感谢张博士，特别要感谢您，一个星期前我们还完全是另一种状态，短短几天，感觉像做梦，但改变确实发生了。后面的路还很长，我们还是要继续努力学习保持下去的，真心实意地感谢您，豆豆老师，您用了最简单的方法让我见证了奇迹，谢谢您！

一个多月后的9月13日，我在微信给乐瑶妈妈留言："夏令营里您发给我的那条很长的短信，我想放在我正在撰写的书稿里，您看可以吗？"

乐瑶妈妈马上回复："豆豆老师，当然可以，无比荣幸，真是太谢谢您了！女儿现在虽然有时候因为作业多还会抱怨，但总的来说对生活还是充满了希望的。一起在兴趣班的一位妈妈跟我说：'你女儿和以前好像不一样了，脸上笑容多了！'你看，外人也能感受到她的变化，这些变化真的不是能用金钱来衡量的。我也一直在关注群里你们发的东西，我把你和情商夏令营介绍给了我的朋友，告诉他们亲子关系有不懂的地方，都可以来咨询豆豆老师，因为你实在太厉害了，简直就是魔法师！"

我很开心，回复道："为乐瑶和你高兴！接受乐瑶妈妈为我加冕的魔法师——这是中秋节最棒的礼物！"

碰巧那几天有两个朋友先后叫我"天使"，我就在微信里耍宝问大家：到底我该叫啥呢？义乌的小金说魔法天使，建明师兄说天使魔法师。

好！以后大家就这样叫吧！从此我身生两翼，扶摇直上数万里，想去哪里就去哪里！而给我加冕的这位乐瑶妈妈，不也是天使魔法师吗？经过和我40分钟的咨询交流后，及时调整心态和行动，让女儿、老公乃至整个家庭的氛围立竿见影地发生奇迹般的变化，这不是天使、不是魔法师，还能是什么呢？

事实上，每一位妈妈，每一位爸爸，每一位老师，每一位咨询师，每一位陪伴孩子成长的人，都有机会通过叙事心理沟通的学习体验和有效行动，把自己打造成孩子们的天使魔法师！

叙事亲子咨询和培训的宗旨，就是陪伴、挖掘、见证每一位家长的潜在能力和智慧，让家长也能学会用叙事的态度和技巧，去有效陪伴、挖掘、见证孩子的潜在能力和智慧，使孩子拥有天使般美丽的心灵和自由飞翔的翅膀。

成为天使魔法师是我的荣耀，更是每一位爱孩子的爸爸妈妈可以通过努力而享受到的荣耀！

第一章　叙事与你温暖同在

——叙事疗法浅说

雪的约会

这是一场来自冬天的约会
雪下得那么认真
你滑过地平线的身影原来可以
那么美

冬日红莲

一池残荷
枯枝倒映着斑驳
你孑然独立
携一米阳光
空气里喧腾着你瑰丽的芬芳

——献给爱叙事的朋友们

　　叙事书籍的台湾译者阿月说："叙事是一种爱，叙事是人与人之间愿意看见彼此的一种对待，只是这种爱与对待也需要学习。"

　　台湾佛光大学的林香君教授说，叙事疗法是"草根常民都能拥有的有品质陪伴"。

叙事疗法是怎么来的？

　　吃水不忘挖井人。提起叙事疗法，就要感谢麦克·怀特老师和吴熙琄老师。

　　20世纪80年代，受法国思想家福柯为代表的后现代思潮的影响，澳大利亚的麦克·怀特（Michael White）夫妇和新西兰的大卫·爱普斯顿（David Epston）创立了叙事疗法，渐渐在欧美各地推广。经过三十多年的发展，叙事疗法在全球心理咨询领域的影响日益扩大，其独特的哲学观和极富人性化的咨询语言，给来访者带来慰藉和力量，成为后现代心理治疗中颇受喜爱的重要流派。

　　近十多年，怀特老师唯一的华人弟子——台湾叙事大师吴熙琄博士，以及海峡两岸诸多爱叙事的同仁，致力于后现代叙事疗法在华人世界的传播推广，从而掀起大陆咨询师、心理爱好者、社工、父母、教师以及无数渴望个人成长、家庭和睦的人士学习叙事疗法的热潮，让叙事不仅在心理咨询界获得青睐，更如"旧时王谢堂前燕"，飞入了平常百姓家。

叙事心理沟通是怎么回事？

　　叙事心理沟通，是借助后现代叙事疗法所倡导的理念和方法，在人与人之间进行的心理沟通。这是一种温馨的沟通方式，更是一种温暖有力的生命态度。具体体现为这样一个过程：陪伴者面对陷入问题困扰的同伴，通过倾听对方的故事，运用适当的方法，外化问题、解构问题，并通过挖掘、丰厚、见证、联结、迁移等，帮助对方找出生命中的遗漏片段，从而引导对重新建构积极的故事，以唤起同伴发生改变的内在力量。

叙事心理沟通，本书中简称"叙事"，脱胎于后现代叙事疗法。之所以将"疗法"置换为"心理沟通"，意在避免"疗法"一词所隐含的病理性暗示倾向可能会给人造成的误会和压力，同时，突出叙事在心理个案咨询、专业团体培训之外，在人们日常沟通中也具有的普遍意义和价值。也就是说，叙事心理沟通强化了叙事疗法的普适性，意味着不仅是心理咨询专业人士要掌握的理论和技能，更是寻常百姓只要愿意，都可以学习和运用的沟通态度和技巧；不仅是掏了高昂的费用在咨询室获得的专业心理服务，更是在家里、在单位、在任何适宜的场合随时都可以享受的较高品质的陪伴。

后现代叙事疗法与现代疗法有什么不一样？

与现代心理治疗最大的不同是，后现代叙事疗法提倡多元化思维，尊重差异性，不给来访者贴标签，不做病理分析，咨询师不把自己当作专家，不以自己为中心，而是带着尊重、放空、好奇、珍惜、合作等态度，全神贯注地倾听来访者的故事，通过外化、解构、重写、见证等种种技巧，陪伴来访者在充满问题的主线故事里，不断挖掘、丰厚充满力量的支线故事，从而使来访者找到较期待的自我认同，找到解决问题的策略，找回生命的资源、信心和力量。

后现代叙事疗法的哲学观是什么？

叙事疗法是在后现代思潮背景下应运而生的心理治疗和咨询流派。其哲学观来自很多思想流派。如：

后现代主义：相信主观的事实真相。相信事实真相会随着使用的观察历程的不同而改变，事实真相取决于语言的使用，并且大部分受到人们所处的背景环境的影响。

后结构主义：表现出对非理性的张扬和对非逻辑的推崇，主张超越传统的非此即彼的二元思维，不认为存在着静态的两极对立，主张存在的是两极之间的运动。后结构主义认为，多元化、多角度的观点才能反映生活的全貌，认为自我认同是社会的产物，是经由历史和文化塑造的。

社会建构论：相信现实是由社会建构的，现实由语言构成，现实由叙事组成并得以维持，没有绝对的真理。

还有福柯关于知识即权力的论述：某些长期有效的知识会主宰我们的行为，成为"主流知识"，而人们想当然地认为那是唯一的真理，并成为一种权力。这种权力会对那些非主流的人或事物进行压制、扭曲甚至迫害。所以，人们要脱开"主流知识"设下的单一真理，重新审视自己的生活，定义生活的意义，才能发展出更多解决问题的可能。

叙事的基本理论是什么呢？

业界总结了叙事的八大理论假设：

1. 人不是问题，问题才是问题。

2. 每个人都是面对自己生命挑战的专家。

3. 个案见咨询师前，早就自我疗愈一段时间了。

4. 许多问题都是种族、阶级、性别等文化环境所营造出来的。

5. "寻求帮助"的概念会造成个案低估自己的能力，会限制他们自我资源的运用。

6. 人的一生当中，总有几次不被问题影响的经验，问题是不会百分之百操纵人的。

7. 咨询师的责任是塑造尊重、透明和好奇的环境。

8. 意义并非事先存在，必须由我们通过交流的交互作用去创造意义。

叙事咨询师应有怎样的态度呢？

无论是咨询师，还是任何愿意给别人最好的叙事陪伴的人，都需要具备以下"四心"：

放空之心。就是放下唯一的量尺，放下评判，放下批评指责，放下指导说教，放下自己的种种情绪，站在"不知道"的立场，而不是从"我已经了解"的专家立场问话。不带有先入为主的想法，不做概念化的标签，相信个案是自己生命故事的专家，能够好奇地问话，去看到个案生命故事的独特之处。

好奇之心。就是不专注于个案是否改变，而是专注于对个案生命故事的了解、欣赏和感动，不放弃、不失望。对个案的生命故事保持好奇，不隐藏、不压抑，开放自己的想法和情感。

珍惜之心。珍惜来访者所有的想法、故事，珍惜他说的每一句话，让来访者感受到自己是被全然接纳的，自己是面对生命挑战的专家和主人。

合作之心。就是不做指导者、控制者和责任人，而是做共享、互动的陪伴者，不沉重、不着急，创造轻松和互相滋养的关系。在合作中，一起创造生命故事的新的意义。

如何可以拥有这"四心"呢？

按吴熙琄老师的说法，就是要学会放，学会自我解构。

1.放松身体。深呼吸，冥想，听音乐，散步，让自己安定下来。我们的安定和放松对来访者是一个礼物。

2.放下烦恼。烦恼即菩提，学会珍惜这些烦恼和担忧，不急着马上解决，给自己一些时间，用这样的态度和思维去陪伴自己的烦恼，我们才可以把烦恼打包、束之高阁，从而专注地和来访者在一起。

3.放下自责。承认助人工作的复杂与挑战，感谢我们愿意透过许多挑战和磨炼来学习，要给予自己一些时间，允许一时做不好、做不了。抱着学习之心，放下自责，会更加宽容轻松地陪伴来访者。咨询师善于放下自责，才能陪伴来访者学会放下自责。

4.放下焦虑。咨询师如果焦虑，就会忽略个案的许多东西。感谢个案对咨询师的信任，愿意来见我们，从而让我们能够细致地看到他们行动的宝贵和不易。感谢自己愿意去陪伴个案，去面对纷繁复杂的社会。珍惜即将到来的谈话，珍惜他们的问题和思考，以及所说的每一句话，不管是痛苦、挣扎，还是渺茫的希望，一切都是宝贵的，在内心去祝福他们。

5.解构自己。觉察自己主流文化的想法，去觉察在和来访者交流的时候，哪些是我的想法？我的想法如何影响我和来访者沟通？我的想法有没有约束到个案？去陪伴自己这个想法，慢慢放下自己主流的想法，进入来访者的独特性知识。当我们能用来访者的思维去看的时候，叙事的空间就打开了，意义也会渐渐丰富地呈现出来。

叙事的基本技巧有哪些呢？

叙事有三大技巧：外化，解构，重写。

什么是外化？

外化，就是把人和问题分开。人不是问题，问题才是问题，人不等于问题。外化了，人就不再被问题捆绑，从而减少自责和挫败感，能轻松地面对问题，拥有更多的主动权，创造新的可能性。

可以外化的点涉及负向的感觉、人与人的关系、习俗与文化、问题的隐喻、身体的某一部分，以及正向的品质、情感，关系的正向变化和宝贵的经历，等等。

外化的具体方法有：

1. 利用指示代词"这个""那个"。如把"你撒谎"变成"那个撒谎"，把"你偷同学的东西"变成"那个偷……"。

2. 对情节、问题的命名。如"可以给那个拖拉起个名字吗？"有位叙事学员称拖拉为"小白兔"，还有位叙事学员称焦虑为"闹腾娃娃"。命名能使问题的外化更有效果，可以突出问题本身，而不至于把人病态化。命名还能让交流变得轻松有趣，更容易打开新故事的空间。

3. 将问题拟人化。如邀请来访者与拖拉这只小白兔说说话，与焦虑这个闹腾娃娃说说话。外化的问话是很灵活和富有创意的。

外化还有些必要的注意事项，将在本书中相关地方进行详细解释。

什么是解构？

解构，就是邀请来访者探索问题、感受、想法的来历与历史，以及它们的影响和结果，邀请来访者看看自己是如何被建构的，提供从不同的观点和角度来看自己叙事的机会，以引起其他可能的叙事。所以，这个过程还有一个名称叫"打开包装"（unpacking）。

解构的最终目的是发现特殊意义事件，让不被人知道的支线故事浮现出来。以放空、外化、好奇的态度去聆听，时刻保持对来访者用词的关注与贴近，并不企图教给个案什么，也不企图说服个案什么，只是好奇地对对来访者有重要意义的词汇进行简短回应，去了解这些用语背后的故事和意义。

什么是重写？

重写就是寻找来访者主线故事之外的支线故事，通过丰厚这些支线故事，挖掘来访者故事中的亮点，即特殊意义事件，通过不同时空的见证和丰厚的问话，把特殊意义事件串联起来，形成行动蓝图和意义蓝图，使来访者的故事产生新的意义，重新建构积极的自我故事，从而改写来访者的生命故事。

严格来说，重写并不是技巧，而是一个过程，在这个过程中需要用到很多具体的技巧，如挖掘特殊意义事件、丰厚特殊意义事件、见证的问话、联结的问话、迁移的问话等等。

叙事还有哪些技巧呢？

叙事是富有创意的活动，可以不断创造各种有趣、有效的技巧。比如搭鹰架、跨越时空的见证、局外见证人团队、会员重组、与过世的人 say hello again（再次问好）、信件、证书和宣言等等。

如何才能学习掌握叙事的态度技巧？

浸泡。读叙事书，上叙事课，参加叙事学习体验团体，观摩叙事实践和督导，尝试叙事实践并接受督导，等等。慢慢研读眼前这本书的过程，也是一种浸泡式学习感悟的过程，还可以依据书中的故事和理论，尝试创造性地实践。

无论是阅读本书的故事、案例，还是思考故事后面的叙事解读，都需要放下唯一的量尺，打破思维定势，抱着开放的态度，带着放空、好奇、珍惜的心全情投入，以大胆尝试的勇气和行动，不惜时间和精力持之以恒地去实践。

而所有的付出都是值得的，因为你不只是在看故事、品案例，更是开启了一场自我疗愈、自我成长的心灵之旅，创造着一场陪伴孩子、学生、亲人和朋友去寻找新故事、获得新体验的神奇之旅。

总而言之，叙事心理沟通是借助后现代叙事疗法所倡导的理念和方法，在人与人之间进行的心理沟通，是一种温馨的沟通方式，更是一种温暖有力的生命态度。具体体现为这样一个过程：陪伴者面对陷入问题困扰的同伴，通过倾听对方的故事，运用适当的方法，外化问题、解构问题，并通过挖掘、丰厚、见证、联结、迁移等，帮助对方找出生命中的遗漏片段，从而引导对方重新建构积极的故事，以唤起同伴发生改变的内在力量。

　　本书融趣味性、专业性、实用性于一体，让读者在一个个趣味盎然的故事阅读和体验中，深入浅出地了解叙事心理沟通的丰富内容。

　　哲学观：后现代思潮、社会建构论、福柯的知识与权力理论等。

　　理论假设："人不是问题，问题才是问题"等。

　　基本原则：去病理化、去标签化、去中心化、去权威化。

　　基本态度：放空、好奇、珍惜、合作。

　　基本技巧：外化、解构、重写（挖掘、丰厚、见证、迁移等）。

　　进阶技巧：跨越时空的见证、重要他人的见证、局外见证人团队、与过世的人say hello again、信件、证书、宣言等等。

　　叙事心理沟通强化了叙事疗法的普适性，意味着不仅是心理咨询师，更是包括父母、老师、社会工作者、各类职场人士在内的寻常百姓，只要愿意都可以学习和运用的沟通态度和技巧。不仅是付出高昂的费用在咨询室可以获得的专业心理服务，更是在家里、在单位、在任何适宜的场合随时都可以享受的有品质的陪伴，是咨访关系、亲子关系、夫妻关系、朋友关系、师生及家长关系、合作伙伴关系及各类人际关系都可以尝试进行的有趣、有效、有意义的沟通态度和技巧，是创造各类理想人际关系的法宝。

第二章　听故事，说叙事

留得残荷听雨声
——后现代哲学观

《红楼梦》第四十回里提到，有一天，秋风萧瑟，宝玉、黛玉及迎春姊妹坐在棠木舫上在水上缓缓行进……一处残败的荷叶，忽然引发了宝玉、宝钗、黛玉三人的简短对话。

原文是这样的：

> 宝玉道："这些破荷叶可恨，怎么还不叫人来拔去。"宝钗笑道："今年这几日，何曾饶了这园子闲了，天天逛，那里还有叫人来收拾的工夫。"林黛玉道："我最不喜欢李义山的诗，只喜他这一句：'留得残荷听雨声'。偏你们又不留着残荷了。"宝玉道："果然好句。以后咱们就别叫人拔去了。"

能听出这三位对话的有趣之处吗？

在宝玉眼里，荷叶是破的，煞风景的，所以觉得可恨，他在埋怨怎么没叫人来拔掉清除。

宝钗的解释是没有工夫叫人来收拾，其实不着痕迹地附和了宝玉，认同荷叶是破的、没用的、该被拔去的。

唯独黛玉提出李义山的诗"留得残荷听雨声"，从超实用的角度，揭示了残荷的审美意义、诗情画意，引出独特的情调，所以反对拔去，跟宝玉正好唱了个反调。

而宝玉、宝钗对残荷的看法，似乎很能代表主流意识。当一种意识成为主流意识，被大多数人所接受，奉为唯一的真理，它就有可能会成为一种权力，这种权力会压制那些不符合主流意识的人们。

怎么压制呢？

打个比方，关于这个残荷到底该拔去还是该留下，假如请贾府里大大小小、老老少少几百上千人进行一次投票表决，大家猜猜，哪一方的票数可能遥遥领先？

如果赞同拔去的这一方遥遥领先，黛玉就成了少数派，甚至有可能是孤零零的一个，她会不会被大家私下里嘲笑？

还记得吗？黛玉刚进贾府时，就告诫自己要处处小心、时时注意，唯恐多说了一句话，多走了一步路，被人耻笑了去。现在她居然表白喜欢残破的荷叶，不让拔，大家肯定要对她侧目了，背后肯定会耻笑她的。

这种侧目、耻笑就是对不符合主流意识的个体的压抑、压迫。

所以，黛玉在贾府里深刻的感受是"一年三百六十日，风刀霜剑严相逼"。

大家再想想，宝玉会站在哪一方？

宝玉的第一反应是觉得应该拔去，但是当他听到黛玉的说法后，觉得很有道理，立即改了主意——他一定会站在黛玉这边。

那么，问题来了。如果贾母、王夫人、王熙凤、宝钗、迎春姐妹等一大帮子人都指责宝玉："是你第一个提出要拔的，怎么可以出尔反尔呢？大家都是为了你呀，怎么可以不考虑大家的感受呢？"这时候，宝玉该怎么办？

还真难办！他内心会支持黛玉，但舆论的压力又让他难以招架，真是左右为难。也许，不做选择，就是最好的选择。

不做选择，黛玉就得不到支持，更加孤立无援，更加被压制。想想这些，宝玉会心安吗？

天哪，好复杂呀！不就几片破荷叶嘛，犯得着吗？

庄子曾说："道在屎溺。"即使在最低贱的事物中都有道的存在，即使在破荷叶的拔与留之间，也会隐含权力之争。当然，残荷的去留之争，小说中并没有做过多渲染，更没有大规模民意表决，所以我们不用多虑。然而，在有关宝玉的几桩大事上，这些忧虑真不是多余的。

比如，有关宝玉未来的生涯规划，父亲贾政为他设计的是一心只读圣贤书，将来子承父业走上仕途振兴家业。但宝玉自己则痛恨那种骗功名混饭吃的八股文章，不愿听到"入仕做官"的劝箴，鄙视罪恶黑暗的官场。这一点上，贾府的主流意识好像很强大，宝玉一直在努力抗争。

还有，在宝玉的婚姻问题上，他到底该选择宝钗还是黛玉？要是他自己来选，肯定是选黛玉了，不过，贾府那些大小家长们会软磨硬逼地让他选择宝钗。结果正是这样。

从这里我们可以清楚地看到，即使贵为贾府公子、元妃最爱的弟弟、贾母最疼的孙子、上上下下都宠着的骄子，宝玉在自己的生涯规划和择偶对象这重大的事情上，也是没有发言权和选择权的，而是被贾府的主流舆论所绑架，被剥夺了自由独立的意志。

宝玉最后的出家，表面看是因家道败落，实质是对主流价值观、对俗世生活的反叛——一个容不得自由独立意志的俗世，还有什么可留恋的呢？

后现代哲学观

叙事心理疗法，是富有后现代主义精神、真正"以人为本"的后现代心理理论和技巧。叙事心理疗法的盛行与当代哲学的后现代主义思潮是分不开的。

现代思维最突出的特点是规定了何为正常、何为非正常，比如非对即错、非黑即白、非好即坏、要么正常要么不正常，等等。

后现代思维则崇尚多元化，尊重多样性和差异性，不用唯一的主流的量尺去把事物简单粗暴地进行好坏之分。后现代相信语言的建构力量，认为现实是社会建构的，是透过语言彰显的，现实由叙事组成并得以维持，不存在绝对的真理，不能用唯一的主流的量尺去界定所谓的"正常"和"不正常"。后现代特别尊重个人独特的知识，特别警惕主流价值观对个人独特性的忽视、压抑乃至扭曲，鼓励人们挑战把人压制到主流意识形态中的权力。

听起来，后现代真是对现代的颠覆啊！其实，后现代这棵新树也是从现代这棵老树上生发出来的，它不反对现代思维里那些依然有生命力的部分，反对的是用简单的主流思维来压制人、禁锢人。后现代思维是对独特的个人或团体更深层次的尊重，是符合当前人们在社会生活方式、思维方式、价值取向等多方面越来越多元化的需要的。总之，多元的社会催生多元的后现代思维。

再看看宝玉、宝钗、黛玉的对话，真的可谓"当现代遇上后现代"。在对待残荷的问题上，宝玉听到黛玉说"留得残荷听雨声"，好像一下子就懂了黛玉的心，主动放下自己的价值判断，来贴近黛玉，赞同"果然好句"，还承诺不让人来拔，这一点不是谁都能做到的。宝玉的反应，其思维方式先是现代的，很快又转为后现代的，体现了很强的包容性和灵活性，能欣然接纳不同的见解和体验，真让人感动！

　　宝玉之所以能做到，是不是因为他太爱黛玉了呢？爱只是一方面，更重要的是，宝玉好像很具有后现代思维，能够放下主流的唯一量尺，尊重多元化和差异性，愿意倾听和接纳不同的意见，愿意珍惜别人独到的见解。而且，黛玉的那种独到见解、特立独行，不也正是宝玉自己最喜欢、最需要、一直追求的吗？所以宝玉对黛玉的爱和理解，也正是对他自己的爱和理解吧！

　　偌大的贾府，真正懂你、懂我的有几人？

　　偌大的世界，真正懂你、懂我的有几人？

座　位

——去权威化

　　假设，这是一个心理督导沙龙现场。

　　最前面摆了三把椅子，一把在正中央，面对所有与会者。另外两把并排放在一侧，侧对着与会者。一位督导师和一位受督导的老师即将就座。

　　【A版本】

　　督导师：王老师，请你坐在正中央这个位置。

　　受督者：好的。

　　督导师：这个位置是最不舒服的位置，因为所有的人都能看到你的脸，你会很有压力。

　　受督者：还好吧，我觉得能看到大家的面容、表情，能及时看到大家的反应，对我也是有帮助的，我是来向大家学习的。

　　【B版本】

　　督导师：你好，王老师，谢谢你愿意来和大家分享你的案例！

　　受督者：谢谢督导老师给我这个机会，也谢谢大家的支持！

　　督导师：这里有三把椅子，你希望坐在哪个位置呢？

　　受督者：我就坐正中央这个吧。

　　督导师：坐在这里感觉怎么样？

受督者：感觉很好呀，能直接看到每个人，及时看到大家的反应，这对我很重要。虽然可能有点紧张，但是我是来向督导老师和在座的每一位老师学习的。谢谢督导老师，也谢谢大家！

去权威化

亲爱的读者，假如你就是那个受督导的老师，你比较喜欢上面哪个版本？

如果你是 A 版本里的受督导者，会不会感觉自己像一个试验品？座位是被预先安排指定的，心情也被误会了，情绪会比较紧张。

B 版本里的受督导者，首先被感谢，同时也有机会表达自己的感谢，座位还可以自己选，心情也没有被误读，而是被好奇、被倾听、被尊重、被珍惜，心里暖乎乎的，也会放松许多。

A 版本隐含的正是现代思维，而 B 版本隐含的正是后现代思维。

叙事理论的产生，是和后现代思维密不可分的。

现代思维特别崇尚客观的事实真相，崇尚权威知识。好像谁掌握了真理，谁就有了绝对的权威。就像 A 版本中座位的安排，心情的预测，都隐含着督导师的权威身份。

后现代思维，尊重主观的事实真相，认为真相不是唯一的，真相取决于语言的使用，大部分人还受到自身环境背景的影响，容易失去自我对真相的觉察。所以，后现代思维是提倡"去标签化""去病理化""去权威化""去中心化"的。

B 版本中的督导师没有从自己的主观意识出发去安排座位，去推测对方的心情，而是珍惜对方的分享、好奇对方的选择、接纳对方的心情，这正是鼓励对方去自我觉察、自我表达、自我发现，非常尊重对方的独特性，体现着后现代精神。

四岁宝宝爱邻家
——去标签化

一位做妈妈的朋友向我诉苦："女儿才4岁，就很逆反了，怎么办啊？"

"哦？具体说说什么情况。"我说。

"她脾气很暴，很不听话，快把我气死了！双休日呀、暑假呀，总是往邻居家跑。邻家姐姐比她大四五岁，她很喜欢跟姐姐玩，喜欢在姐姐家看电视。我做好了饭去叫她回来吃，她理都不理，继续玩。好说歹说都不听，我就急了，用胳膊把她夹起来强行带走。"

"女儿什么反应呢？"我问。

"哎哟！大哭大叫，跟杀猪似的，胳膊乱舞、腿使劲儿乱蹬，使出好大的力气抗争。不过毕竟才4岁，力气拗不过我，还是被我硬带回家了。"

"回家吃饭怎么样？"我很好奇。

"闹着不吃呀！把她硬按在饭桌凳子上，逼着吃几口，真是折腾人了。每次都这样，烦透了，这么小就逆反成这样，以后还管得了吗?!"妈妈越说越气愤。

"也是呀，做妈妈真不容易。"我也感慨。

"窦老师有什么好经验，教教我呗！"妈妈显然很虚心很期待。

"嗯——，下次去邻居家叫她吃饭，先别说话，先看看她在做什么。如果是在看电视呢，可以走到她身边，坐在她身旁，轻轻搂搂她肩膀，凑近耳边温和地问：'宝宝在看什么节目呀？是不是很好看？妈妈和你一起看好吗？'如果她同意，你就可以接着说：'小肚肚饿不饿呀？我们是再看十分钟呢，还是五分钟呢？'"

"听起来不错，我回去就试试。"

到了下周，这位妈妈告诉我："窦老师，你教的办法很灵！"

"怎么个灵法？"

"我昨天去邻居家叫她，她正在看动画片。我按你的指点，没有像以前那样大声阻止，而是走过去，和女儿坐在一起看，还请女儿给自己讲讲什么意思。女儿很开心。然后我问：'香喷喷的饭在家里等宝宝呢，宝宝再看十分钟还是五分钟呢？'女儿说：'十分钟！'结果只看了三四分钟，女儿就站起来，主动拉着我的手，说：'好了，我们回家吧！'真没想到这么顺利呀！"

"嗯，回家后吃饭如何？"

"她高高兴兴回家，主动坐到凳子上，狼吞虎咽吃了很多。我真是开心极了！谢谢窦老师，你的办法真好！"

网络限时令

——去标签化

引子：这天上午，班主任来找我，说班里一个男生阿雷（化名）有网瘾，在家里上网，不做作业，特别是双休日的作业经常交不了。怕老师罚他，于是周一不敢来学校，周二才来。老师约我和阿雷谈一谈。下午，阿雷来了。

我：阿雷，谢谢你愿意来！

雷：有什么事吗，老师？

我：想和你谈谈上网的事情，可以吗？

雷：班主任跟你怎么说的？

我：班主任老师觉得，你双休日作业完不成，可能与上网有关。我不知道是不是这样，所以想从你这里了解一下。

雷：我周六一天都在画画，周日写作业，只有晚上能上一两个小时网，其他时间 WiFi 都被我爸妈关掉了。家里有上网限时令。

我：哦？有了限时令，只能玩一两个小时，那作业还是有时间做的，做不完是什么情况呢？

雷：因为我一直很纠结。从周日早上起床就开始纠结，到底该什么时候上网好。要等到晚上，太难受了，太煎熬了，所以一天里都静不下心来写作业。

我：上网主要做些什么呢？

雷：首先是和同学、朋友聊聊天，其次是看看文章，第三个嘛，就是玩玩游戏。

我：看来这些事是你很喜欢的，白天因为上不了网，就纠结了，连作业也没心思做了，是这个意思吗？

雷：是呀，我一直在纠结，到底什么时候才能上网，时间怎么过得这么慢，明明想和同学在网上聊聊天，却只能等到晚上，所以很煎熬。

我：听你提到"煎熬"，让我想起了孙悟空。你知道孙悟空的火眼金睛是怎么炼出来的吗？

雷：不知道。

我：是在太上老君的八卦炉里炼了整整七七四十九天炼出来的。你说的"煎熬"，像不像孙悟空在八卦炉里的感觉？

雷：我没那么严重。

我：太上老君命令童子不断加大火力来烧，一心要把孙悟空烧成灰烬，结果怎么样？

雷：没烧死。

我：对，不仅没烧死、没烧化，反而炼就出了孙悟空钢铁般的意志，还炼出了一双能辨识妖精的火眼金睛。

雷：哦——

我：你想到什么了？

雷：我忽然悟出来一个道理——熬也是有价值的，有意义的。

我：嗯，现在想到熬是有价值、有意义的，会对你的心情有什么影响呢？

雷：心里忽然不觉得烦了，不那么纠结了，觉得白天写作业也有了新的意义。这是我以前没想过的，现在觉得上网也不是那么重要了。

我：哦？那下一步有什么打算？

雷：应该可以静下心来写作业了，不会一直被上网牵着了。

我：真不错！今天我们这样的交流，你有怎样的收获？

雷：嗯，第一点，我意识到要主动挖掘事情的价值，逼自己一把。白天完成该做的事，比上网看文章的价值大得多，因为看再多的文章都不如自己去实践，踏踏实实去实践，实践很重要。第二点，不要轻易被环境影响。做的事要有难度，这样的事情不是一蹴而就就能做好的，只要努力做了，就有阅历了，阅历很重要。

我：你的收获很珍贵。那么，对于我们这样的交流方式，你觉得怎么样？

雷：很好！我妈曾跟我说过，心理咨询就是让你自己说呀说呀，然后自己的思路就理清楚了，心情就好了。

我：你赞同妈妈的说法吗？

雷：赞同，今天就是这样的。我自己说了很多，也悟出来很多。您的话在启发我感悟，最后的确都是我自己悟出来的，也是自己总结的，很有用，也很高效。

我：谢谢你这些珍贵的反馈，让我也很受鼓舞！晚上回家，你会和妈妈提起我们今天的交流吗？

雷：会呀！

我：不知妈妈愿不愿和我交流呢？

雷：她肯定愿意。

我：那太好了，这是我的电话，如果妈妈愿意，欢迎她联系我。

去标签化

人不等于问题，问题才是问题。

四岁孩子的行为不等于逆反，男生阿雷的行为也不等于网瘾。

从上面两则故事中，我们看到，家长、老师只有抱着放空、好奇、尊重、珍惜、合作的态度，去标签化，孩子才有机会展示令人欣喜的一面。

原来吧，妈妈总是大声吵宝宝，只顾着要她回家，没考虑她的心情，而强制的方式更激化了矛盾，逼得她来反抗。妈妈后来的态度，则是后现代叙事的态度：放空自己，不去命令、责备孩子，而是好奇、接纳孩子的状况，珍惜孩子的好心情，尊重并相信孩子，将选择权归还给她。妈妈创造的这种安全自在的氛围，会鼓励孩子做出理性选择，于是就符合甚至超出了妈妈的预期，让妈妈轻轻松松达到自己的目的。

放空、好奇、珍惜、尊重，要拥有这些态度，就不能给孩子贴标签，比如"逆反""网瘾"什么的。因为一旦贴了标签，孩子就像带了个紧箍咒，被定性了，被束缚了，也被不断否定着，孩子就很难看到希望，很难感受到力量了。标签咒语也同时捆绑了爸爸妈妈，让他们如临大敌，焦虑紧张，看不到孩子潜在的资源，只是一味地批评指责孩子，于是又强化了孩子的状况，导致恶性循环，让全家鸡犬不宁。

最近网上有篇文章，题目叫《想毁掉孩子吗？就给孩子贴标签!》，这话真是一针见血！只有去掉标签，相信孩子是孩子，问题是问题，家长才能保持对孩子这个生命体应有的尊重、好奇，才能心贴心地和孩子站在一起去面对问题，去寻找可行的策略和方法，陪伴孩子找回自己的力量、信心和资源。这样，孩子才能真正成为自己生命的主人，拥有丰富的、较期待的自我认同，从而以令人惊喜的形象出现在父母面前。

睡得不好有办法
——放空与好奇

这天早晨，楼梯口，我遇到了六年级男生小华（化名）。互相问好之后，边走边聊一起上楼。

"小华，晚上睡得好吗？"我随意问道。

"睡得不好。"小华果断回答。

我吃了一惊："哦？怎么回事呢？"

"我们宿舍有个同学参加了校游泳队，早上5点要去游泳，值班老师不到5点就来敲门叫他，敲门声把我吵醒了，后来我就睡不着了。"

"是这样呀，哪天开始的？好久了吗？"我有一丝担心。

"昨天刚开始。"

我松了口气，然后好奇地问："你打算怎么办？"

小华一边思考，一边有板有眼地说："我打算告诉那个同学，让他早上起早点，这样就不用老师来敲门喊他了。如果这样不行，我就告诉值班老师，早上可以直接推门进来（学生宿舍里边都不锁门），悄悄摇醒他就可以了。如果这样还不行，我就和宿管老师说，让学游泳的这个同学跟另一个宿舍的一个不学游泳的同学换宿舍，因为那个宿舍也有游泳队的，他们住一起就不会影响别人了。"

哇！

我惊讶地看着这个男生：这个平时话语不多、性格内向的 12 岁孩子，竟然能一连串想出一、二、三，三个办法！而且操作上由易到难，逻辑多么清晰、多么有层次！言语表达多么简洁流畅！

幸亏我没有大惊小怪表示过多的担心，幸亏我没有迫不及待代替他去解决，幸亏我放空了自己保持了好奇。否则，这么周密的解决方案，我如何能听到？

放空与好奇

放空、好奇，是叙事沟通的重要态度。

放空，英文的说法是 unknowing，不知道，就是站在"不知道"的立场，而不是从"我知道怎么办""我来告诉你怎么办"的专家立场问话。相信对方是自己生命故事的专家，自己不带有先入为主的想法，能够保持好奇的问话，像一个孩子一样。

因为放空，所以不知道；因为想知道，所以会好奇。

好奇，才会促使对方思考、体验，激发自我探索的兴趣和努力。

没有放空，满脑子自己的想法，就不会有好奇，就无法听到对方的想法和智慧，反而可能以自己所谓的"想法""智慧"，取代对方的独立探索、自我成长。

好为人师者，经常迫不及待热情地指点别人。焦虑的父母，"直升机父母"，时刻观察孩子的动向，随时闻风而动、冲锋在前。殊不知，却剥夺了孩子自我探索、自我解决的权力，让多少个有挑战的成长机缘也因之丧失。

放下自己很多的"知道"，带着好奇去探询，对方也许真的会演绎出独特的故事，展示其内在的精彩，带给我们更多惊喜，就像这位六年级的小男孩一样。

从焦虑到自信
——珍惜与合作

电话铃声响了，传来一个陌生的急促的中年女性的声音：

"老师，老师，您一定要帮帮我！"

"您好！请慢慢说，有什么情况？"

"老师，我很焦虑！我有抑郁症，睡不好觉，吃药也不管用，这几天非常焦虑！因为下周三我就要上公开课了，我是语文老师，我非常担心我讲不好。如果讲不好，领导就不再给我安排班级上课，那我就不得不提前内退了。可是我不想内退！我才40多岁，教了这么多年书，说不让干就不干了，也太丢人了！我还想多干几年，多增加点收入。可是我周三的课没有一点把握，没信心，这样肯定会讲砸的！领导肯定会不满意！肯定会让我内退的！我越想越害怕，越害怕就越焦虑越没信心。老师，你快说说我该怎么办呀？你一定要帮帮我！"

听着对方焦虑急促的声音，手拿电话的我，心中竟闪过一丝得意：呵呵，您真问对人了！问别人还真不一定有这方面的经验，问我，我有的是经验！因为我也是老师，还讲过很多公开课，最公开的一次，是在一个剧场，楼上楼下两千个座位座无虚席，我讲的是两节高中语文课《我的空中楼阁》和《泪珠与珍珠》。剧场里时而鸦雀无声，时而掌声雷动，课后我还收到很多好评。

然而，我很快放下了自己的那份得意，放下了自己所谓的经验，让自己平静下来，然后柔声回应道："听起来，您很担心下周三的课讲不好，很担心讲不好会带来的严重后果，对吗？"

"对！对！我很担心，所以很焦虑，睡不好觉，吃不下饭，快要崩溃了！老师，快帮帮我吧！"对方的声音越发急促迫切。

我继续不徐不缓地柔声回应："您说自己40多岁了，教了许多年书，那么，我想了解，在您多年的教书生涯里，有没有上过自己比较满意的公开课呢？"

对方略一思考，自豪地说："有啊！有一次教学技能大赛，我拿了全市第一名，还代表市里去省里参加赛课呢！省里虽然没有拿到第一名，但是得了一等奖，全省也只有几个名额。"

"哇！好厉害！课讲得那么成功，您是怎么做到的？"我继续好奇地探询。

"我是怎么做到的？我那时候很热情呀，很有激情，白天晚上全力以赴，其他什么都不想，一心只想怎么把课讲好，查阅了很多资料，想了很多办法，有的是借鉴别人的，也有我自己想出来的，所以效果很好。哎呀，老师，我知道该怎么做了，我忽然知道现在该怎么做了！"

对方的声音越来越兴奋，我也跟着兴奋起来："祝贺您，找到了自己的办法！"

"老师，您太厉害了！您虽然没告诉我怎么做，但是您启发了我，让我想起自己是有办法的，让我有了信心，您太厉害了！太感谢您了！"

放下电话，看看时间，用了10分钟。

珍惜与合作

十分钟，一个抑郁、焦虑、无助、抓狂的女性，变得自豪、兴奋、自信、充满力量。

这一切是怎么发生的？我究竟做了什么，让这一切发生？

反思一下，我主要问了三个问题：

1."请慢慢说，有什么情况？"

——表达愿意倾听的意愿，鼓励对方讲述。

2."在您多年的教书生涯里，有没有上过自己比较满意的公开课呢？"

——寻找例外，打开新故事的空间。

3."课讲得那么成功，您是怎么做到的？"

——挖掘对方生命里的宝贵资源。

后面两个问题的背后，依然离不开叙事沟通的重要态度——放空与好奇。咨询师内心的声音是：我的所有宝贵经验都不重要，重要的是对方的感觉、对方的经验、对方的资源，我要陪她找回来。

放空引发好奇，好奇引发新故事，新故事引发情绪的逆转，于是，奇迹发生了。

报告！他踢我凳子

——外化与解构

这事儿发生在几年前我还在做班主任的时候。

那天午后自修时间，我在办公室批作业。

"报告窦老师，小志（化名）一直在后面踢我的凳子。"

我抬眼一看，是小鸣（化名），一脸委屈的样子。

"哦，我去看看。"我边说边往教室走去，并问道，"你提醒他了吗？"

"提醒了，但他还是继续踢。"

到了教室门口，小鸣要进去，我说："等一下。"

然后冲教室里喊："小志，来一下。"

小志来到教室门外。

"小志，刚才发生了什么事？"

"啊？我踢他凳子了。"小志微笑着，很单纯的样子。

"为什么要踢？"

"我问他一个字怎么写，他不告诉我，我就跟他开玩笑，踢他凳子。"

"然后呢？"

"然后他在我本子上画道道，反击我。我又向他借修正带，他不借给我，我就又踢他凳子让他借给我。"

"是这样的吗？"我转头问小鸣。

"是的。"

"那好，我们现在重新回想一下刚才的情形。小志，你第一次踢凳子开玩笑的时候，小鸣在做什么呢？"

"他在学习。"

"当别人在学习的时候，你踢人家的凳子，这合适吗？"

"不合适。"

"那你现在应该怎么做？"

小志面对小鸣，恭恭敬敬地鞠了个躬，真诚地说："对不起！"

小鸣脸微微红了一下，说："没关系。"

"小鸣，你回头在小志本子上画道道，是想报复他吗？"

"是的。"

"那结果怎样呢？"

"不怎么样。"

"你用了错误的方式纠正错误的行为，对吗？"

"对，我错了。"小鸣的脸更红了。

"小志，你接下来不断地踢他的凳子，是想让他借给你修正带吗？"

"是的。"

"你已经得罪人家了，再用这种方式借修正带，不是在欺负人家吗？"

"我错了。"小志的脸也红了，和小鸣互相看着，都显得很不好意思。

"如果时光可以倒流，回到最初，你们会怎么做呢？"

"我会自己查字典，不影响他学习。"小志说。

"我会转身告诉他，不会只顾自己学习不理睬他。"小鸣也笑着表态。

"嗯，从这件事中你们学到了什么？"

"好好相处！""尊重别人！"两人抢着说。

我松了口气："好！现在你们愿意握手言和吗？"

两人同时伸出手来互相握着，呵呵笑着，很开心释怀的样子。

"握握手，你们还是好朋友!"我也笑了。

看着他俩返回教室，我也轻松自在地返回办公室备课。

嘿嘿，这事儿处理的，怎么感觉这么好呢?

外化与解构

今天我们如何做老师? 如何做班主任? 如何管理学生的行为?

听到"踢凳子"的报告，作为班主任，惯常的情绪和做法可能是:

A.生气——"怎么又惹事啦?!"

B.怒气冲冲做调查。

C.发现双方都有错，一顿批评，各打五十大板。

结果呢?

小志生气，一肚子委屈; 小鸣生气，一肚子委屈; 老师生气，一肚子牢骚没处发。学生、老师天天处于这种环境，师生关系、生生关系怎能不紧张? 老师天天处理这些零零碎碎的琐事，耗费精力，毫无价值，渐渐会出现职业倦怠，觉得当老师了无生趣，只有折磨。

叙事的态度告诉我们: 放——空——，好——奇——

于是，老师没有生气，更没有怒气冲冲，而是对"踢凳子"行为进行外化，学生是学生，踢凳子是踢凳子，学生不等于踢凳子，于是自然就心平气和了。

做调查，正是对问题进行解构的过程，看看究竟怎么回事，问题是怎么来的，对双方的影响是什么。进而运用"时光倒流"技术，让故事得以重写，化干戈为玉帛，学生皆大欢喜，老师轻松自在。

放空、好奇，何乐而不为?

儿子提出要转学
——好奇与解构

下面的亲子故事，来自爱君叙事俱乐部史永海（燃烧的石头）老师的讲述。

8月份参加爱君叙事工作坊，亲眼见证的一次访谈让我脑洞大开，非常震撼。

主人公是一对母子，一位愁眉苦脸的母亲，因为儿子记忆力不好来求助。看看这个孩子，的确忧愁，低着头，蜷缩在椅子的一角，手里拿着一本书遮着脸。我特别感觉了一下，几乎没有气场。

经过一天的课程，特别是最后两个小时对他们母子的访谈，母亲的脸舒展开了，笑起来好灿烂。这个男孩脸上也洋溢出了久违的笑容，坐姿发生了明显的变化，他坐在椅子正中，挺胸抬头，透着自信。上身略微前倾，显得礼貌恭敬，专注地倾听着现场老师的每一个反馈。

我又特别感觉了一下，此刻，这个孩子的气场很强大，感觉已经充满了周围的空间，甚至溢出了房间。这种变化实在神奇，只能用"震撼"二字描述。

当时我就想，如果我也能像老师那样，用叙事的方式来陪伴我的儿子，那该多好啊！对于青春期的儿子，没有比这更珍贵的礼物了。

记得前段时间，儿子突然提出要转学，我没有丝毫思想准备，大吃一惊。

当时我的想法是：你学习不努力就罢了，竟然把转学当作逃避困难的方式！想到这里，当时我一怒之下就狠狠地骂了儿子一顿，并反复教训他说："你自己不努力，还把考得不好的原因归结到学校方面！"

儿子见我发怒，沉默无言。但是我能感觉到，儿子心里很不服气，只是被迫无奈没有说话而已。

过了没多长时间，儿子在一次吃饭时又向我提到他有一个好朋友转学了，问我对此有什么看法。我以为儿子还是念念不忘转学的事，心头不由大怒，把儿子又骂了一顿。儿子受了委屈，气得饭也不吃了。美美的一顿午餐不欢而散。

学过叙事的放空和好奇，领略了爱君老师的风范之后，我和儿子的关系很快得到了改善。

那天，我特意和儿子席地而坐。我首先向儿子道歉，请儿子原谅我的粗暴。然后我刻意地放空自己，真诚地向儿子发出邀请，请儿子对我说说他关于朋友转学的看法，以及对他自己的影响。我充分表达了我的好奇。

儿子对我细述了他的心路历程，以及他对县城几家初中的看法。最后，儿子特别申明：我已经想明白了，我们学校有我们学校的特点，我觉得我在目前这所学校会学习得更有效率，生活更加开心。另外，还滔滔不绝地谈了他对整个初二生活的规划和畅想。

我被震惊了，想不到儿子小小年纪看待问题如此周密、全面、深刻、乐观。我欣喜至极，儿子长大了，真好！学习叙事，真好！

好奇与解构

有意的放空，充分的好奇，会打开新故事的空间，呈现不一样的蓝图。

在爱君叙事里浸泡了两年多的毋志荣老师说过：放空和好奇是兄弟俩。放空，是针对自己，放下自己的看法，不评判；放下已有的经验，不提建议。好奇，是针对对方，会好奇地去问"你怎么看？""你有什么想法？"

说得真好！

放空、好奇是亲兄弟，形影相随，缺一不可。

放空，除了不评判、不提建议，还要做到不批评、不指责。当我们放下主流价值观的量尺，不用唯一的标准来衡量是非，就容易放下不满和愤怒，放下批评和指责，就容易接纳不同的声音和状况。

"把转学当作逃避困难的方式"，当这个主流的声音在脑海响起时，父亲大怒、大骂。当这个声音放下了，自己放空了，父亲就看到了自己的粗鲁，主动向儿子道歉。放空了，父亲就能真诚地向儿子发出邀请，请他说说他对朋友转学的看法及影响；好奇了，就听到了儿子对现在学校的乐观看法，听到了儿子对初二生活的规划和畅想。

这是多么愉快、畅通的交流！这是多么亲密的、充满力量的亲子关系啊！这是多少父母和孩子最期待的交流方式和亲子关系！

史老师和他儿子做到了，期待更多的父母和孩子一起做到！

半夜要吃肯德基

——接纳与珍惜

　　那天，年轻的妈妈找到我，愁眉苦脸地讲述了4岁儿子的几桩头疼事。其中一桩呢，就是儿子常常半夜十一二点不睡觉，坚持要去吃肯德基。面对这个要求，妈妈当然不答应了，费尽口舌劝说，可孩子根本不听，又哭又闹，让妈妈头疼不已。

　　"你想啊，半夜十一二点，夜深人静，是该睡觉休息的时候了，何况父母工作了一天也很累。如果答应孩子，一来父母身体吃不消，二来影响第二天的工作，三来孩子良好的作息习惯就被打破了，四来影响孩子身体发育，此外还不利于孩子自控能力的培养。总之，坏处太多了。怎样能让孩子愿意放弃那个不合理的要求呢？"

　　我想了想说，下次宝宝半夜再提出要吃肯德基，不要去反对他，而是开开心心地附和他："是吗？妈妈也很想吃呢，肯德基就是好吃呀！"如果家里有肯德基的图片，就找出来，指着宝宝最爱吃的那种，和宝宝一起想象："鸡腿就在眼前了，还冒着热气！妈妈和宝宝一起来吃，'咔嚓咔嚓'，好香好香啊！"然后再跟他回忆："上次去吃是什么时候？当时吃的是哪一种食物？味道是什么样的？爸爸也在吗？三个人当时多么多么开心，宝宝还在儿童滑梯那里玩了好一阵，特别开心对吗？"等等。

妈妈带着顾虑，问道："和宝宝那么热烈地讨论上次吃肯德基的情形，还一起想象着'咔嚓咔嚓'地啃鸡腿，那不是更会激起他要吃的欲望吗？他会不会哭闹得更厉害呢？"

我笑着说："你的担心不是没道理，先回去试试看。"

几天后，妈妈很兴奋地告诉我：搞定了！那个办法很管用！宝宝很开心，不吵不闹，爽快地答应周末再去吃。

接纳与珍惜

真相，是被隐藏在表象后面的。叙事的理念相信，任何看似不合理的言语、行为背后，都有值得看到、接纳和珍惜的合理性需求，只有好奇地去探寻，才能发现不一样的真相。

表面上，宝宝想吃肯德基，其实，宝宝是想找到吃肯德基时的那种感觉，不是吗？

比如，当时吃肯德基时所享受到的那份快乐，那份放松，那份自由自在，那份和爸爸妈妈的亲密互动，那份被爸爸妈妈无条件的爱，这么好的感觉，谁能不喜欢呢？宝宝要的是这些，但他自己可能并没有察觉，4岁的宝宝嘛，更不会直接表达这种需求，所以就用吃肯德基这个简单的、在家长看来不合理的要求来表达了。

很多爸爸妈妈都缺少这份耐心、细心和觉察，无法透过孩子不合理的表象去看到真相，于是被表象所困，充满烦恼、焦虑，不断去否定、批评孩子，引来孩子的哭闹。孩子用哭闹来声讨父母对自己内在的不理解、不接纳，来争取自己的主权。

面对宝宝的不合理要求，这一次妈妈没有批评、否定他，而是陪他一起去想象着吃，去回忆先前的快乐情景，孩子果然很开心，此时，孩子那种追求快乐自由、和妈妈亲密互动的欲望不就得到满足了吗？内在的欲望被妈妈看懂、接纳、满足，那么外在的要求就会变得不那么迫切，所以宝宝就愿意接受妈妈的建议，等到周末再去吃。

任何不合理的行为、语言背后，都有合理的、值得被看到的、值得被珍惜的合理欲望和需求。这就是叙事的态度，去好奇人们故事背后的意图、需求，贴近人们的特质，而不是拿着主流价值的量尺来定义人们的行为，给人贴上问题的标签，那样人们就被限制、否定了，就发不出自己独特的声音了。

叙事就是这样，愿意珍惜多元化的声音，愿意珍惜人们独特的故事。对孩子，同样如此。放下批评，懂得并珍惜孩子内在的需求，热情洋溢地陪孩子找回那份快乐和亲密感，满足孩子的深层需求，所以，亲子关系就从剑拔弩张变成其乐融融了。

猫唱歌与乖兔子
——外化问题

下面两个故事分别来自学习叙事的王红霞老师和吴华梅老师。

半夜猫唱歌

周六中午，二姐带着读三年级的女儿依依来看外公。

依依嘴里嘟囔着，一进屋就躺到床上。

我好奇地问："依依没睡醒？"

"凌晨三四点，屋后有两只猫一直叫，一直叫，烦死了！"小姑娘一边抱怨，一边囔囔，在床上滚来滚去。

"是不是猫听说你从学校回来了，就来找你玩了？"我打趣道。

依依听我这么说，翻身坐了起来，笑着说："那也不能半夜来呀！"

"你看过年时，大家是不是天不亮就起来了？"

"嗯，过年太高兴了！那你说猫是不是也很兴奋呢？"

"对呀！猫来给你唱歌了吧！"

小姑娘咯咯笑了起来："猫如果再来叫，我就听着歌睡觉啦！"

小兔子乖乖

火火是位正在读幼儿园的小朋友，经常因为起床和妈妈发生不愉快。不过，最近几个月妈妈学了叙事，情况悄悄发生了变化。

妈妈：火火，你没睡好觉就起床了，妈妈好同情你噢！

火火：（欲哭）是啊，我真的好困——

妈妈：如果把这个"困"比作一只小动物，你觉得它像什么呀？

火火：我觉得它像蟑螂，怎么赶也赶不跑，好讨厌！

妈妈：嗯，蟑螂确实挺讨厌的，那你觉得这只蟑螂有没有给你带来什么好处呢？

火火：不知道。

妈妈：那你如果一直不困，一直不睡觉，会怎么样呢？

火火：那我去幼儿园就会没精神，也会长不高。

妈妈：所以，我们是不是应该感谢这个"困"呢？

火火：是的。

妈妈：那你现在觉得这个"困"像什么小动物？

火火：像小兔子。

妈妈：小兔子哪里好呢？

火火：小兔子白白的，很纯洁，很可爱，也很乖。

妈妈：是的，那我们睡觉的时候该怎么做呢？

火火：就让小兔子陪着我们睡觉。

妈妈：那我们该起床的时候呢？

火火：就让小兔子一边玩去，我们需要的时候再叫它。

妈妈：那你现在想对小兔子说什么？

火火：小兔子，我要起床了，你一边玩去吧！等我睡觉的时候再叫你，抱着你一起睡。（带着笑容心满意足地起床了）

外化问题

叙事沟通，与其说是一种技术，不如说是一种态度，一种生命态度。叙事沟通，简言之，就是指咨询师（也叫访谈者）通过倾听他人的故事，运用适当的方法，使问题外化，帮助来访者找出遗漏片段，从而引导来访者重构积极故事，以唤起当事人发生改变的内在力量的过程。

叙事沟通，简称"叙事"，脱胎于"叙事疗法"，将"疗法"换成"沟通"，一方面避免了"叙事疗法"中"疗"的病理性暗示倾向，另一方面提示了叙事在人与人之间切实可行的沟通特质。

外化，是叙事三大技巧之一。（另外的两大技巧分别是解构和重写）外化，就是把人和问题分开。

上面两则故事中，两位老师正是带着尊重、放空、好奇、珍惜的态度，巧妙运用叙事沟通的外化技巧，来倾听、陪伴小朋友的。

红霞老师陪着依依从单薄的"两只猫一直叫，烦死了"这个充满问题的主线故事里，挖掘出了"半夜猫唱歌"的支线新故事。短短几句话，就让"嘴里嘟囔着"的依依"咯咯笑了起来"，将依依那个烦闷的心情赶到了九霄云外，取而代之的是"听着歌睡觉"！

华梅老师作为妈妈，放下了对不想起床的小朋友火火的批评、生气甚至愤怒，而是陪孩子外化那个"困"，给"困"先后起名叫"蟑螂""小兔子"，从讨厌的蟑螂到可爱的小兔子，"困"被外化、解构、重写了，小主人不再被"困"所困，而是重新拥有了主动权，带着笑容心满意足地起床了。

看，叙事沟通，是不是很神奇、很有趣呀？

头闷是个小猴子
——有趣的命名

下面的故事，来自爱君叙事俱乐部的心理咨询师毋志荣（听雨）老师。

我陪伴过一个高中孩子，他说自己总是头闷，感觉整个人要废掉。

我问：那个"头闷"像什么？

他：小猴子。

我：那我们一起来看看那个小猴子吧？

他：好！

我：小猴子平时什么样？

他：静静地蹲在一旁。

我：头闷时呢？

他：跳出来，闹腾。

我：怎样闹腾？

他：……

我：它的四肢、躯干等由什么组成？

他：胳膊——英语，学不会；躯干——老师、同学，不喜欢我，受冷落、孤独；尾巴——对学习没兴趣。

我：我们先看哪个？

他：胳膊。

……

接下来，我们一起探讨如何学英语、如何与人交往等，孩子很开心。

有趣的命名

人不等于问题，人是可以和问题分开的。当问题和人分开，问题还被赋予了有趣的名字，问题就自然而然被外化，和人分开了。

当孩子说"自己总是头闷时"，显然"头闷"与孩子是捆绑在一起的。

毋老师没有跟着说"你头闷"，而是说"那个闷"。不要小看"那个"，指示代词"那个"，一下子就把"头闷"分离出来，"头闷"好像成了一个独立的个体，站到了当事人的对面，当事人可以好好地审视它，和它对话。于是，当事人不再是有问题的人，而是自己生命的主人，是面对问题挑战的专家。

借用指示代词"那个""这个"，是外化问题常用的具体技巧。

另外，外化最常使用的具体技巧还有命名、拟人化。

"那个'头闷'像什么?"这是邀请孩子为问题命名。

"小猴子"这样的命名，孩子们很喜欢。

有了命名，人和"小猴子"就可以对话了，"小猴子"有四肢、躯干和尾巴，是有生命有感情的，可以和主人进行推心置腹的交流。这就是拟人化技术。

是不是感觉像在做游戏? 没有压抑，没有痛苦，在游戏中问题得以轻松解决，咨询师、孩子都感觉很棒!

有个毛病叫拖拉
——外化即松绑

先后9天参加爱君叙事工作坊之后，史永海老师讲述了以下这个亲子故事。

我的儿子很聪明，但是有一个非常让我头疼的毛病——拖拉，这个毛病无处不在。

早上起床上学，一点儿都不着急，总要叫个十遍八遍才慢腾腾起来，而且每叫一次他都回答："马上！马上！"但就是不动弹。

吃饭也是如此。每天放学回家，他总是抱着一本书看个没完，他喜欢那种侦探、推理类的书。饭做好了，我叫一声吃饭，他回答一声"马上"。

有时候，我能耐住性子十遍八遍地叫，直到他来到餐桌旁。可是我心情不好的时候，就没有那样的耐心了，催了儿子好几遍他还不来吃饭，我就火气呼呼上窜，那真叫个气急败坏啊！儿子也算识相，一看我急了，就赶紧过来了。可是到了下次还是老样子，真是拿他没办法，总不能让我天天气急败坏吧！那种滋味实在是不好受。要么耐心忍受，要么气急败坏，日子就这样过，叹息怎么生了个这么不听话的儿子。

人是人，问题是问题。醍醐灌顶啊！对，就是这种感觉。父子情深，这一生一世永不再变，儿子就是儿子。拖拉，也许确实是个问题，但它只是个问题而已。

想通了这个理，呼唤儿子起床的声音，呼唤儿子吃饭的声音，不再是怒气冲冲、气急败坏，而是充满了无限深情。最直接的感受就是：还是原来的十遍八遍，但是觉得竟能如此耐心、平静、亲切。一声声悠长的呼唤，说是享受有点夸大，可是有时真的是这样的感觉。

什么都没变化，变化的是我的心、我的认识：儿子是儿子，问题是问题。

父子关系好了，能说的就多了。我了解儿子迟迟不来，是正在看他喜欢的书，精彩的段落不看完，吃饭也不香啊！我理解了儿子，便愿意多呼唤他，顺便享受这种亲情。儿子有时也对我说，不好意思，今天正好这章看完，你一叫我马上就到。听到儿子这话还能享受到惊喜。有时候我甚至想，儿子的迟迟未到也不见得是一个毛病，那叫废寝忘食。这样一想，心里竟然开始为儿子自豪。

外化即松绑

人是人，问题是问题，人不等于问题。

将孩子等同于问题时，每一个问题都像一根绳索，许多的问题就像许多的绳索，把孩子结结实实地捆住，孩子就像牢笼里的一个困兽。我们原本只是憎恶问题，结果却把孩子一起憎恶了。我们原本是对问题愤怒，却捎带着变成对孩子的愤怒。愤怒就像一把双刃剑，没有刺中问题，却刺伤了孩子和父母，所以常常问题没有得到解决，亲子关系却搞得一团糟。

把孩子和问题分开，问题被外化了，孩子就不会再被问题捆绑，孩子就获得了解放，重新拥有了尊严和主权，拥有了亲人的接纳和爱。

把孩子和问题分开，父母也获得了新的视角，把对问题的憎恶和愤怒从孩子身上剥离，也就能够调控自己的情绪，接纳和珍惜孩子，愿意和孩子坚定地站在一起去面对问题、解决问题。

上面的亲子故事里，面对那个"拖拉"，史老师从先前的怒气冲冲、气急败坏，到后来的心平气和、无限深情，为我们做了很好的示范：当我们能够把人与问题分开，将问题外化，就可以给孩子更好的陪伴与激励。

单身爸爸的期待

——隐喻的魅力

"豆豆老师，我有个很困扰自己的私人问题，可不可以请教你？"

这位40岁左右、白净面孔的中年爸爸，扑闪着那双明亮的大眼睛，探寻地问我。

"可以呀，请说！"

原来，他的妻子生病多年，在一年前去世了。儿子现在上初三，一直是他在照顾，父子感情很好。他心里很想再找个人结婚，但是一直不知该怎样跟儿子说。儿子已经失去了妈妈，很伤心，他很怕一旦说不好，会再次伤害儿子。也许儿子会认为他背叛了妈妈，从而恨他，所以他很纠结。

我邀请这位爸爸做一个心理游戏。首先向他描述了四个画面：

画面1：两棵大树，并排站在一起，根深扎在地下，枝叶在空中相互触碰。

画面2：一棵大树和一棵小树。

画面3：一棵大树和一棵小草。

画面4：一棵大树和一棵藤，藤紧紧地缠绕着大树。

然后问他："上面的四个画面，哪一个比较接近您和儿子的关系？"

"第二个，我俩是大树和小树的关系。"男子很确定地说。

"那么，谁是大树？谁是小树呢？"我好像很白痴地在明知故问，其实是为了引出他进一步的觉察和感悟。

"当然我是大树，儿子是小树了！他还小，需要我保护。"

"是呀，他需要您保护。那么再试着想想，如果今天晚上回到家，您也把这四个画面描述给儿子，也请他选择，他可能会选择哪一个呢？"

男子略一思索，马上肯定地说："应该也是第二个，因为他很信任我，愿意让我照顾他、保护他。但他肯定不是小草，也不是藤，他很有上进心，早晚会长成大树的。"父亲的眉宇间飞扬着快乐。

"嗯，我感受到了您对儿子深深的爱和信任，还有自豪和欣赏！"

"儿子很棒，我是很爱儿子的，所以才会这么纠结。"父亲笑着，眉头却皱了一下。

"那我们一起来看看，如何带着爱和智慧，解开那个结。"

"好啊！"

"前几天，我在滨河公园散步，遇到一位刚退休的先生，和他聊了几句。他指着眼前一排高大的水杉，问我：'这些树长得这么好，知道为什么吗？'我想了想，不确定地猜：'是水分充足？'他幽幽地说：'同样水分充足的地方，如果只有一棵树单独生长，往往是长不高的，因为周围没有什么扶持，很容易被大风吹折。''哦，我明白了，您是说，这一排水杉之所以长得高大，是因为它们在相互扶持？''是的，没错。我们人不也是这样嘛，需要相互扶持。'"

说到这里，我故意停下来，微笑着望着面前的男子，眼神探寻他的反应。

"真有道理呀！人是要相互扶持的，就像那一排树。"

"而您现在，像不像一棵孤独的大树，在陪着一棵孤独的小树?”我顺水推舟回到了前面的第二个画面。

"是的，很像。啊！豆豆老师，您说得太好了！很有启发，我忽然知道该怎样和儿子谈了！"爸爸有些激动，眼睛愉快地闪动着。

"那太好了！您打算怎样和儿子谈呢?"

"可不可以这样：在双休日或假期，我带他去公园、河边走走，或者去山里旅游，带他看看单独的一棵树，再看看一排排的树，还有树林。然后慢慢说到自己，并告诉儿子：爸爸这棵大树很孤独，也有很多压力需要承受，爸爸需要另一棵大树来支持自己，爸爸更希望有两棵大树一起来照顾你，陪伴你长大。"

"嗯——真好，您说得真好！您估计儿子听了会有什么反应?"

"儿子会懂的，会理解我的，我很有信心！"

"那真是太好了！为你们高兴，祝福您和儿子！"

隐喻的魅力

将问题外化出去变成画面，利用画面做隐喻，可以将难以启齿的想法轻松地表达出来，而且还很有说服力。

这是多年前的一场对话，一直觉得很珍贵。

一个小时的陪伴，这位爸爸将眼里大大的"?"变成了大大的"!"，见证了他由试探到信任再到感谢，由纠结到感悟再到兴奋的过程，我收获了许多的欣慰和思考。

四个画面的描述，无疑开启了新故事的空间。

托尔斯泰说，"幸福的家庭都是一样，不幸的家庭各有各的不幸。"很多人似乎都认可这个说法。但当我在心理学中浸泡多年，并接触大量亲子家庭之后，我有了不一样的体验：不幸的家庭都是一样的，而幸福的家庭各有各的幸福。

妻子患病多年后去世，这是家庭的不幸。爸爸以饱满而细心的爱来照顾儿子，以智慧和勇气去营造未来新的美好婚姻，从而更好地照顾儿子也照顾自己——这又是家庭的大幸。

在我眼里，不幸的家庭都是一样的：面对不幸，沉溺于不幸却无力自拔。

面对不幸而超越不幸，勇于自拔，以各种智慧的办法去创造不一样的幸福，于是，原本不幸的家庭会拥有各种形态的新的幸福。

幸福是可以创造的。祝福每一个家庭！

读者朋友，在你读完上面的故事之后，也可以在心中默默地想一想：

你生命中最重要的人是谁？

或者，近阶段你和谁的关系最让你挂心？

那么，你和TA的关系，如果用故事里的四张图片来描述的话，比较接近哪一个？或者你也可以构想出第五种画面。

你选（构想）这一个画面的理由是什么？

画面带给你怎样的联想？怎样的思考？甚至，怎样的撞击？

叙事伴我战恐高（上）
——解构问题

这个故事来自爱君叙事俱乐部的听雨（毋志荣）老师：

8月31日，我和老公送儿子去外地上大学，我睡中铺，他们睡上铺，因为我自己恐高，平时上高楼害怕，看见山上的缆车害怕，就是看到电视里的深渊，也会吓得心里怦怦直跳。可以说，它们就像老虎一样，让我想想都害怕。

学了心理学后，我知道了恐高是心理问题，而且我有了"叙事"这个法宝，那只恐怖的大老虎在我心中一下变成了一只纸老虎。如果它再敢装模作样吓唬我，我一个叙事准将它打个稀巴烂。所以，我没像以前那样想办法换下铺。

然而，当战战兢兢的我被老公推上中铺后，一百个后悔就来了，为什么呢？我整个人都在抖，脚抖、腿抖、身子抖，就是闭着眼睛，也能感觉眼珠子在抖。老公再三问："行吗？"我很嘴硬地说："放心吧，没问题。"我侧躺着，把身子缩了又缩，紧紧地贴着床壁，恨不得把自己变成一颗钉子牢牢钉到床壁上。除了呼吸，我一动也不能动。

我太轻敌了！那只纸老虎，只是我一种美好的愿望而已，而真正的老虎，它已经张开了血盆大口！

谁来救我？谁来救我？

叙事！叙事快来吧！你的伙伴就要被大老虎吃掉了，快来吧！快来救我吧！我心里一声声呼唤着。

我和叙事是有感应的。很快，叙事挥着翅膀来了，它如同另一个贴心的"我"，躺在我身边，抱着我，心疼地说："别怕，别怕，有我在！"

叙事的坚定让焦躁不安的我略微安静了一些。

"可是我真的太害怕了。"

"你在怕什么呢?"

"我怕高！车上下一颠，我就觉得自己要摔下去，左右一抖，感觉自己就像枪里的子弹，要从窗口射出去。还有，上铺会不会掉下来把我压成肉饼? 我会不会掉下去把下铺压成肉饼?"

"这是什么样的感觉呢?"

"感到无数的焦虑和恐惧从四面八方向我包围，重重叠叠，像裹粽子一样将我层层叠叠裹起来。"

"所以你害怕?"

"对！"

"那这些害怕在你心里是什么样子呢?"

"好像大老虎一样，睁眼闭眼都是。"我的身子不由自主抖了一下。

"别怕，别怕。"叙事又抱了抱我。

"以前遇到过大老虎吗? 那些情景还记得吗?"

"第一次是在我六七岁，一次和哥哥玩，哥哥把我放到一米多高的城墙上，我往下一看，感到头晕目眩，于是央求哥哥放我下去，哥哥却在下面笑：'这也怕啊，再玩会儿，再玩会儿。'长大后发现自己上高处就害怕，看见山上的缆车和电视里的深渊也害怕……"

"给生活带来了一些麻烦?"

"是的，比如旅游的时候，我不能爬山。此外只要去高处，也会受限制。"

"那你想不想把这只大老虎从你的生活中赶走？"

"当然想啊，可是，赶不走啊。"

"别急，慢慢来。你看，对面的女孩睡得多香啊？"

我慢慢睁开眼睛，一点点地看过去，天哪！那个女孩四平八稳地躺在床上，睡得好安稳啊，被子的一角掉下来都不知道。

"我好羡慕啊，她怎么能睡那么香啊？"

"你想不想像她一样呢？"

"太想了，可是我真的做不到啊，我太害怕了，动也不敢动。"

"以前有没有遇到类似的情况，你打败过它？"

"哦，我想想。有！我住六楼，十几年前刚住的时候，不敢往外面看，隔着窗户一点一点地往远看、往近看，后来拉开窗户，远看、近看，再往下看，一点点往下看，最后可以看到地面。"

"你好有办法啊，其实你用了心理咨询中的系统脱敏疗法，但那时候你还不懂心理学呢，所以，你很了不起啊，靠自己的智慧战胜了恐惧的老虎！"

解构问题

解构就是邀请来访者探索问题、感受、想法的来历与历史，以及它们的影响和结果，邀请来访者看自己是如何被建构的，提供从不同的观点和角度来看自己叙事的机会，以引起其他可能的叙事。所以，这个过程还有一个名称叫"打开包装"（unpacking）。

解构的目的可以是探索问题、感受、想法的来历与历史，如"以前遇到过大老虎吗？那些情景还记得吗？"可以是探索问题、感受、想法对人、环境、人际关系的影响程度，如"有没有给生活带来一些麻烦？"还可以探索主流文化对人的问题、感受和想法的影响，探索问题本身有哪些策略，即问题在什么时候对人的影响比较大，什么时候影响小，想要和问题保持怎样的关系。最终目的是发现特殊意义事件，让不被人知道的支线故事浮现出来。如"以前有没有遇到过类似的情况，你打败过它？"从而在"住六楼时不敢往外面看"的问题故事里，挖掘出"拉开窗户，远看、近看，再往下看，一点点往下看，最后可以看到地面"这样的特殊意义事件，打开了新故事的空间。

叙事伴我战恐高（下）
——重写的魅力

原来我是智慧的，我是有办法的啊！我的心里舒服点了，叙事的赞扬重新燃起我战胜恐高这只"大老虎"的勇气，可我还是有点气馁："可是那个脱敏疗法过程太长，如果现在用，到站了也治不好。"

"不要急，你再看看对面那个女孩，看看人家怎么躺的。"

我疑惑地看过去，突然，眼前如一道亮光闪过：真的，我怎么没想到啊，我侧躺着，重心高，不稳，火车一晃，我就跟着晃，那个女孩四平八稳地躺着，重心低，身子跟床是贴合的，我想像一颗钉子钉在床壁上，这个女孩却像钉子一样钉在了床板上。是呀，我可以调整自己的卧姿呀！于是，我慢慢地、慢慢地把自己的身体放平。

身体放松后，我开始了想象。火车想要把我摔下来的话，我已经钉在床板上了，我们现在已经是一个整体，我摔，床板得跟着摔，而且三层床板也得跟着摔，过道很窄，两边的床铺会形成一个支撑，这样我是摔不出去了。这么想的话，让我像子弹一样从那么小的窗口射出去，也就不可能了。还有那个肉饼，相信我们的专家不会让我们发生那样的惨剧。

这样想想，我的心情就像打卷的荷叶一点点舒展开来，我的身体也慢慢舒展，终于伸直了胳膊和腿，尝试着翻了身，然后再平躺，又尝试着侧卧，居然不怕了！

那一夜，我睡得不是很舒服，但已经比较安稳了。

过了几天，回家的时候，我坐的是飞机，还是有点恐高有点怕，于是拉上了飞机舷窗上的遮光板。过了一会儿，又忍不住对蓝天白云的向往，于是再拉开遮光板，用手机拍天上的白云，一团团，一层层，那么多，那么密，就像电视上播放的新疆的大白棉花，真惹人爱！

我知道，那只"大老虎"已经离我越来越远了。

重写的魅力

重写，重新书写生命故事，这是叙事的重头戏。之前所有的外化、解构，最终都是为了创造新的故事——让原先充满问题的、没有力量的、捆绑人的、灰色的主线故事，渐渐蜕变为没有问题的、充满力量的、让人自由的、金灿灿的支线故事。

重写就是寻找来访者主线故事之外的支线故事，通过丰厚这些支线故事，挖掘来访者故事中的亮点，即特殊意义事件，通过不同时空的见证和丰厚的问话，把特殊意义事件串联起来，形成行动蓝图和意义蓝图，使来访者的故事产生新的意义，重新建构积极的自我故事，从而改写来访者的生命故事。

重写是一个过程，并不是某一个具体的技巧。

重写技巧的三个理论点：

1.特殊意义事件：即故事中的亮点。

2.行动蓝图：是把特殊意义事件的细节（What、Who、Where、When、How）串联起来，形成来访者故事的行动蓝图；可以是行动，也可以是一个想法、一个表达。

3.意义蓝图：是指透过行动的表达在不同的时空人们赋予

的意义是什么，把这些意义串联起来，就形成一个意义蓝图。

重写所涉及的具体技巧包括挖掘、丰厚、见证、联结、迁移等。

"以前有没有遇到过类似的情况，你打败过它？"

——这就是一句非常棒的挖掘特殊意义事件的问话。

"哦，我想想。有。我住六楼，十几年前刚住的时候，不敢往外面看，隔着窗户一点一点地往远看、往近看，后来拉开窗户，远看、近看，再往下看，一点点往下看，最后可以看到地面。"

——在这个回答里我们看到了特殊事件：从六楼打开窗户一点点往下看，最后可以看到地面。

这个特殊事件里蕴含的意义：原来我是智慧的，我是有办法的啊！于是找回了一些信心，为后面进一步想办法战胜恐高打开了希望的窗口。

欣赏你的力量

——挖掘特殊意义事件

"唉，我上学的时候怎么没有遇上窦老师呢？"陌生的小娟（化名）听了我的故事，感慨地说。

"哦，怎么讲？"我好奇着小娟的生命故事。

"我遇到的老师，不是这样了解学生心理的，尤其是小学的数学老师，总是简单粗暴地批评我。别人都在说话，他却总是批评我一个人。明明是我身边的人在说话，他也不分青红皂白把我叫出去罚站。"小娟的声音渐渐激动起来。

"哦，是这样吗？"

"是呀。他罚我在办公室站到六点，还是因为他要下班，没办法了，才对我说：'也许我真的冤枉你了，对不起哦！'"小娟的眼圈红了，泪水在眼眶里打转，脸颊也变得通红。

"你当时是什么感觉呢？"

"我挺高兴，因为他毕竟向我道歉了。不过，我还是对他不满，因为他既然知道冤枉我了，为什么不早点向我道歉让我回家呢？而且，家长会的时候，他总是向我妈告状，我妈回来就批评我。"小娟的眼泪滑过了脸颊。

"你多么不容易啊！我很想知道，在那段日子里，你用什么办法来应对这些，来陪伴自己呢？"

"我就想，我没有他们认为的那么糟糕，对他们的批评我努力忘掉，不放在心上。"

"我感受到你的宽容！"

"我虽然比较宽容，但我也会小心眼的。毕业几年后听说，那个数学老师因为揪烂了一个学生的耳朵而被开除了，我好开心呀，有点幸灾乐祸，哈哈哈！"伴着脸上的泪，小娟笑了起来。

"哦，可以理解你的心情，你的幸灾乐祸也是人之常情。我注意到你在流泪，刚刚又笑了。如果眼泪会说话，笑也会说话，它们想告诉大家什么呢？"

"嗯——它们想说，经历了那些事以后，我发现自己越来越能理解别人了。后来，一直到现在，很多朋友、熟人不开心了都喜欢来找我，让我开导他们。高考时报志愿，我一看有心理咨询专业，就毫不犹豫地报了。"

此刻的小娟，多么快乐、自信，与刚才判若两人。

我看到了年轻而纤弱的小娟在委屈中崛起的力量，非常欣赏，内心感慨不已！

挖掘特殊意义事件

重写的重要技巧之一，是挖掘，即挖掘特殊意义事件。

挖掘，就是咨询师引发来访者去思考自己故事中宝贵的、不容易的地方，或不被问题影响的时候。

"你多么不容易啊！"

"我感受到你的宽容！"

叙事咨询师的共情，常常表现在这样的回应里。这是咨询师把自己的感受、情绪直接告诉对方，不评论、不批评、不建议，体现着尊重的、接纳的、珍惜的态度，从而营造温暖的、安全自在的氛围，让来访者看到自己生命中的闪亮时刻。

　　"我很想知道，在那段日子里，你用什么办法来应对这些，来陪伴自己呢？"

　　这是挖掘特殊意义事件的问话。这个问话的产生，不是预先设计的，而是基于来访者先前的讲述自然生成的。咨询师敏锐地透过来访者讲述的内容，感受到当时境况的尴尬、不容易，而在这样不容易的境况里，在生活的背后，会隐藏着来访者自己的韧性、乐观、坚持等特质和力量。这些特质和力量又常常会被来访者忽略，因为来访者一旦长期陷入不舒服的情绪里，就会选择性地关注和问题有关的信息，而忽略有力量的信息。

　　挖掘特殊意义事件，可以重新找回有力量的信息，从而找回来访者生命里的智慧、力量和信心。

善待我的忐忑
——外化、解构、重写

下面的经历和体验发生在我还是中学语文老师的时候。

那天下午，在办公室重温海灵格的《谁在我家》的时候，我内心升起一阵一阵的忐忑。

开始的时候，我刻意忽略这种感觉，硬着头皮读书，于是读到了一条又一条曾经触动过我的言论，进而获得了一些新的感悟。

但在阅读的间隙里，那种忐忑就像小猫小狗一样潜伏在身边，时不时地跳出来抓挠我的手心，或忽然绕着我的腿狂吠几声，严重干扰着我的阅读和思考，逼着我不得不腾出相当一部分脑力来对付这跳跃和叫声，好辛苦呀！

渐渐地，阅读的欲望越来越让位于这份忐忑了。于是我终于放下海灵格，拿起了语文课本、教参和同步练习册，开始备明天的课。

当我全身心地投入备课，那份忐忑竟悄然退场了，如同晨曦驱散了黑夜，如同春阳消融了白雪，我备课的姿态和心情竟彻底赶跑了忐忑这只小猫小狗。

忽而忆起4月下旬期中考试前两天的夜里，我也曾被忐忑搅扰了睡眠。凌晨醒来，满脑子的考试、考试、考试，一阵阵的忐忑让头越来越痛，欲睡而不能。于是，我干脆开始在床上"运筹帷幄"起来，心中详细制订着第二天、第三天带领学生复习的计划，并仔细考虑哪些知识点是孩子们比较薄弱的，哪些问题是孩子们容易搞错的，哪些情况是孩子们容易忽略的，一一策划着复习应对的措施。第二天按计划实行，效果奇佳，到下午下班时，心中的忐忑早已忘到九霄云外了，取而代之的是雀跃的心情。第三天继续复习，第四天如期考试，结果甚好。

两次成功应对忐忑的经历和体验，以及过去很多类似的体验，都在告诉我：

忐忑不是我的敌人，而是我良善智慧的朋友，是我忠于职守的监护人。当忐忑来临，就意味着我有重要的事务需要处理，有可能的失误需要弥补。忐忑在提醒着我的疏忽，驱逐着我的懈怠，强化着我的敏锐，提升着我的执行力和效率，演绎着我的一个个精彩故事。

所以，感谢我的忐忑，善待我的忐忑，愿用切实有效的行动化解我的忐忑。

外化、解构、重写

上面的文字，记录了我自己的叙事体验故事。

在这里，我们看到了外化。那个"忐忑"被外化了，被看作小猫小狗，"忐忑"不再是和自己绑在一起、浑然一体的讨厌情绪，而是可以独立的，可以拿出来的，放在对面一起对话的，可以慢慢解构的。

在这里，我们看到了解构。主人在对"忐忑"的解构中，看到那个小猫小狗对自己的抓挠、狂吠、干扰，感受到自己的辛苦。

在这里，我们看到了重写中的挖掘。

"忐忑"不是来折磨自己的，而是来成全自己的。每一次"忐忑"的到来，都在逼着，其实是强力提醒着主人去调整心态和行为，去"备明天的课"，去"详细制订第二天、第三天的复习计划"，从而让主人找回了轻松、雀跃的心情，创造了教学上更多的成效。

可见，从"忐忑"里挖掘出了珍贵的意义：逼着自己做最重要、最紧迫的事，从而让自己更负责、更高效、更成功，也更开心。

第三章　爱君亲情叙事

夹竹桃的盛典

前些日子早上上班，走在金沙路左侧宽敞的人行道上，赫然发现人行道左侧的隔离栏杆里边，簇簇桃红，瓣瓣雪白，越过栏杆，高高地招摇在我的头顶和前方，仿佛唯恐被我忽视了一般。我怎么会忽视这些可爱的夹竹桃呢？每年的这个时节，我都会怀着雀跃的心情迎接这些花朵的绽放，欣赏那满树的桃红与雪白，仿佛参加了一场欢乐盛大的庆典。而这个庆典里最荣耀的主角，就是你呀！

这几天在城河岸边跑步，一侧是宽阔的河水，一侧是连绵的树林。其中一处树林，在靠近河岸的外缘，也生长着大片大片高大浓密的夹竹桃。那大团大团的桃红，那一片一片的雪白，在周围浓郁的绿树衬托下，在面前宽阔的河水映照下，在远处蓬勃的初阳照耀下，在微微拂过的河风亲吻中，正在演绎光彩夺目、瑰丽无比的盛大庆典。每次跑到那里，我总是驻足，观赏、陶醉、沉思。在我的陶醉和沉思中，你，再一次成为这庆典的主角。

是你，在我的童年里种下了那株颀长碧绿的夹竹桃，虽然她当初只是被栽种在门前一侧的大花盆里，并且可能是因为十几年前盖新房子吧，已经被清除了，却为何始终摇曳在我过往岁月的清晰记忆里呢？似乎还要继续温柔地伴随我走过一生呢？是你，在那个贫乏的岁月里，用你亲手栽种在堂屋门前的这株婀娜多姿的夹竹桃，用你亲手呵护的一株株娇艳似火的鸡冠花，用你大年夜里精心准备、亲手点燃的噼噼啪啪的松明篝火，用你正月十五巧手绑扎、细心粘糊的飞机灯笼，教会了我如何超越贫乏，去创造和享受精神的富足。

最近这些日子，我幸福地被夹竹桃的盛典所包围，也幸福地沉醉在对你的回忆、思念和感激里。

你是谁？你是幼小时被送给对门奶奶领养，但常常吃不上饭饿得跑回自己家的那个小小男孩；你是早早失去父亲，16岁就去几十里外的工厂做工的那个柔弱童工；你是在煤矿幽暗的井下匍匐，面孔黧黑、心怀忧惧的那位青年；你是承受着家庭重负，30多岁一度大病缠身的那位中年人；你是曾经阅尽沧桑，而今笑对生活；此刻正在千里外的故乡那个开满了月季花的公园里，沐浴着朝阳，怡然自得地抖着空竹，满面红光地享受着人生七十古来稀的退休生活的那位健康老者。

当我看到夹竹桃，我总会想起你，想起你亲手栽种的那株婆娑的夹竹桃。当我沉浸在这夹竹桃的庆典里，我总会在心中为你举办更加盛大的庆典：庆祝你越发从容的厚重人生，庆祝你陪我度过的美丽童年，庆祝我的血液里始终流淌着的承传于你的幸福乐观的基因。

你是生我养我的父亲，你是恩重如山的父亲，你是我永生永世深深爱着的父亲。

2011年6月1日儿童节之晨
于上海秋霞居所

故乡檐下的燕子

今晚，读着张晓风的散文《我喜欢》，忽然生发出一大堆的"我喜欢"。我喜欢，我喜欢，我喜欢——反复吟咏这几个字，心渐渐变得柔软和热切。许许多多的喜欢，如同许许多多欢快的小河，汇聚成一条奔腾的生命大河，大河的主题依然是：我喜欢。

我喜欢故乡檐下的燕子。

你见过燕子筑巢吗？我见过。

那年春天，我身怀六甲，带着对新生命的期待与呵护，敏锐捕捉一切美好的音、像，倾听，观赏，享受。

清晨，窗外几声啁啾清脆悦耳。推门出去，循声望去，葡萄架上两只矫健的燕子，身着漂亮的燕尾服，双爪扣住架上的铁丝，稳稳地、颇为绅士地立着，彬彬有礼地俯视我，勾起我无限的欣喜，微笑，接纳。

接下来的几天，清脆的啁啾不断，两只（或者是三只）燕子忙忙碌碌地飞进飞出。每次飞进，嘴里都衔着一根沾泥的枯草，送到屋角白色电视天线处，原来它们选定了在那里做巢！依托着两面墙的夹角和下面的那根天线，斜向悬空地往上构筑着，真会巧借地势，好聪明！工程进展得十分顺利，几天工夫，又仿佛是眨眼间，那褐色的、轻灵的燕巢便浑然成型了。

筑巢期间，燕子们夜里静静地睡在檐下的铁丝或电线上。新家一落成，它们就喜迁新居，想必巢里更舒适，也更适合完成新的使命吧。

附近正巧有架梯子。一个白天，燕子们都飞到广阔天地里去了，夫心血来潮，爬上梯子往巢中查看，发现新大陆似地报告说："燕子蛋！好几个呢！"

没几天，就发现一只燕子无论早晚似乎都待在巢里，黑黑白白的圆脑袋向外张望，小小的眼珠滴溜溜转，是戒备，也是期待。"燕妈妈也在孵宝宝呢！"我的心荡漾着温馨和爱意。

一天早上，巢下地面上赫然现出一摊稀稀的东西，红红白白的，那深深浅浅的红是丝丝嫩肉，那大大小小的白是薄薄的壳，破碎在无色透明的蛋清间，触目惊心。一只孵到一半的蛋，被燕子不小心踢出了巢，这还没出生就逝去的生命，令人哀婉。

过了些日子，巢中稚嫩的啁啾声此起彼伏，报告着几个新生命的诞生。几只如豆的小小脑袋在巢里一伸一缩，小小的黄嘴儿拼命地大张着，像一个个饥饿的婴儿，啾啾地吵着要食吃。

那时，我腹中的儿似乎也听到了啁啾声，也懂得了要食吃，让我的胃口变得越来越好、越来越大，我也就跟夫一起，不顾斯文、很过瘾地用起大碗吃饭了。

某个清晨，伴着几声急切的啁啾，院中落下了一只雏燕，翅膀长了半拉，显然还飞不动，眼神紧张地瞅瞅我，跳来跳去，一副好奇、慌乱又无助的样子，仿佛偷偷离家玩却又迷了路的孩子。我企图温柔地捧起它送它回巢，但我趋前一步，它就跳得更远，分明不想让我接近，我也只好作罢，上班去了。下班回来，院子里不见了它的踪影，不知是燕妈妈已救它回巢，还是它自己努力飞回，或者遇到了什么不测？

不得而知。而那个小小的活泼的影子，在我的记忆里再也抹不去了。

雏燕们嗷嗷待哺的日子里，燕长辈们完全把巢让给了小辈，夜夜栖息在近旁的电线或铁丝上，静静地，如一个个忠诚的守护天使。

在长辈们的精心照料下，雏燕们个头渐渐长大，翅膀也渐渐硬了，陆陆续续开始离巢。一开始，它们和长辈们一样早上出去觅食、玩耍，晚上回来睡觉。后来，随着天气渐渐转热，大大小小的燕子偶尔竟夜不归宿了。我疑心它们找到了新的住处，大概在旷野的某处吧；或者，它们并不愿拥有固定住处，而是喜欢率性而飞、随处为家吧。

果然，炎热的夏季来临，它们终于彻底地抛弃了檐下的巢，夜晚不再回来了。

我也终于悟出：燕子们一旦翅膀变硬，展翅飞翔，经得起风吹雨淋，它们就会觉得巢是一种羁绊，反而更迷恋广阔的天空和大地，更喜欢拥抱风雨和彩虹。

第二年的春天，燕子们又回来了。巢还在，省却了重新筑巢的工序，于是直接开始下蛋、孵卵、育雏。当雏燕们一个个伸着小脑袋、张着小黄嘴唧啾地索食时，我那半岁的小儿也一边嗷嗷待哺，一边在学步车里摇摇晃晃，像极了巢中的雏燕。

第三年的春天，寂寞了大半年的巢又唧啾起来，我一岁半的儿也开始跑跑跳跳、牙牙学语了。

第四年的春天，伴随着巢中新生命的试飞，我的儿上了幼儿园，开始了更丰富有趣的生活。

第五年、第六年……每年的春天，檐下的巢里都会演绎惊人相似的一幕，带给我们无限的惊喜和温馨。家中的儿也在一点一点地成长变化，带给我们无限的惊喜和温馨。

第十年的春节，燕子们还没归来，我带着9岁半的儿子南下，到了上海——他来读书，我来工作，开始了另一种全新的生活。从此以后，我们俩也活成了燕子——每年春节和暑假，我们都回中原老家度假，其他的日子便生活在上海。夫，则成了守巢人。不，他也是燕子，在每一个温暖的春天和凉爽的秋季，他都会飞到江南来陪我们。

不见故乡檐下的燕子，已近五年。我知道我依然喜欢着燕子，因为我曾热切地见证过它们的孵化、诞生、成长和飞翔，一如见证并参与过我儿的孕育、诞生、成长，还将见证他的飞翔。

一旦开始飞翔，就会迷恋高空上的白云，大地上的万紫千红，就会甘愿抛却旧巢，拥抱风雨彩虹，演绎丰富而精彩的勇敢者的游戏——这是燕子们赠予的启示录，这是美丽生活赋予的神圣使命。

我喜欢这样的生活，很高兴我的儿也喜欢。

> 2010年12月1日午夜
> 于上海秋霞居所

又：

本书付梓之时，我儿大三已快结束，9月初将赴德国留学，学习机械专业。

神奇的时光之手，不知不觉间，已把儿子这只当初的小燕，脱胎蜕变为一只鹰。

故乡渐行渐远，燕子在记忆里呢喃，鹰，拥有了万里长天。

> 2018年6月12日
> 于上海闵行

我的守护天使

早上8点多，我陪儿子到闸北的兴趣班上课，正走在临近培训学校的鸿兴路上。过了一个小小的十字路口，街边店铺的三轮车横在人行道上，原本不宽的路就更窄了。电线杆下，残破的地砖间残留着一小坑污水，一只小狗围着污水寻寻觅觅，几乎挡住了我们的去路。我小心地绕着小狗走了过去。儿子很快跟了上来，说：

"妈，刚才那只小狗，你看见了吗？"

"看见了呀，怎么了？"

"它刚才盯着你看了一会儿，然后又不看了。"

"哦，这让你想到了什么？"我欣喜地问。

"想到你给我讲过的爸爸斗狗的故事。"

"哦，是吗？那只小狗的眼神凶吗？"

"不凶。"

"哦。"

我们母子俩继续前行，一分钟就进了校门，儿子向我挥挥手上课去了，但待在休息室里的我，心情却久久不能平静。

时光倒流，回到十多年前那个清凉的夏夜。当时儿子在我腹中孕育七八个月了，我穿着宽松的孕妇装，挺着大肚子，手臂挽着老公的胳膊，在家门外的马路上悠闲地散步。路很宽阔，行人、车辆很少，我俩走在无车、无人的自行车道上，这样我的脚会舒服点。我忽然注意到人行道上站着一只不大不小却很有精神的狗，大概是流浪狗，正侧着头盯着我俩看，那眼神中似乎露着一丝寒光。

我没怎么在意，挽着老公继续往前走。忽听身后"咔嚓"一声，转头看时，见刚才那只狗正从我身后一挫身，"哒哒哒哒哒……"仓皇逃去。

"哼！我早就注意到，它眼神不怀好意，提防着呢。看到它偷偷绕到你后面来，我瞅准机会飞起一脚，踢了它的下巴。"面对我满脸的疑惑，老公解释道，"这一脚可是不轻，够它受的了。"

天哪！竟然是这样！我一阵后怕。好一只邪恶的狗，竟来偷袭我这七八个月的怀孕之身，假若真被它咬了一口，这狂犬疫苗我是打还是不打？打和不打对我和孩子都是很大的伤害，后果真不堪设想。

后怕的同时，我又非常欣慰和自豪。幸亏有老公的警惕，幸亏有老公的临门一脚，那"咔嚓"是下巴脱臼的声音吧，"哒哒哒哒哒……"的逃跑声则是巨大的嘲讽。这清脆有力的连续两个声音，也成了对老公这位守护神的美妙赞歌。从此以后，老公智斗邪恶狗的故事，就成为我们家的英雄故事，被我时时传唱着，不知何时起，懂事的儿子居然也记在心里了。

闸北鸿兴路上的那只小狗，盯着我看了一会儿，这么微小的一个细节，儿子居然能看在眼里放在心上，还能注意到那眼神的"不凶"，这是怎样的警惕和细心呀！假如这只狗比较大，假如这狗的眼神比较凶，如今已经高过我大半头的儿子，自然也会像当年的爸爸一样提防着，来个临门一脚，为我化险为夷的。

啊，时光流逝，15岁的儿子已悄悄传承了爸爸的心智，也成了妈妈的守护天使，多么让人欣慰和自豪！

2011年5月8日母亲节

与有力而温暖的文字热情相拥

妈妈，如果你不想唠叨，就给孩子读书吧。

孩子，如果你不想妈妈唠叨你，就提醒妈妈给你读书吧。

——题记

今天早晨，读了最后一篇《提升个人竞争力》。于是，《西点军校写给青少年的16堂情商课》这本书，16章，82篇，历时一个月，给儿子全部读完了。

好棒呀！完成了一项了不起的工程！其价值远不是今天能衡量的。

感谢儿子在五月初愿意听从我的建议，果断从网上买来这本书。

感谢儿子在一开始不是很乐意的情况下，同意我每天早餐、晚餐时读给他听。

感谢儿子在我常常因一时忙碌而忘记的情况下，提醒我："还读书吗？"

感谢儿子在每次听到耐人寻味的句子时，提醒我："上一句再读一遍。"

感谢我们在高考前的最后一个月，用读和听的方式，与世上最具影响力的文字热情相拥——

意志力让你变得更强大，勇敢让你无所畏惧，理性是成功者的素养，激情是成功的源动力，自信让你战胜一切，自制力让你成为强者，做一个敢于担当的人，靠自己去成就人生，好心态赢得整个世界，荣誉是卓越人生的终点，忠诚是人格的旗帜，品德是人最重要的标签，让风度成为一种魅力，谁也离不开团队精神，细心让人更加出色，懂得不断完善自己。

下午儿子就要去看考场了。

中午，我从书架上取出林清玄的《清音五弦》。素雅的白底书皮已经略微泛黄，十几年前买的这本书，给许多学生读过，唯独没有给儿子读过。

拿到餐桌前，儿子正准备吃饭，我开始读。我几乎不假思索地跳过了第一篇《问世间，情为何物?》，直接读了第二篇《妈妈来台北》。后来想想，可能是因为前者短短2000字的篇幅里竟引用了五首前人的诗词，怕儿子不喜欢。更大的可能则是，后者的题目更牵动我的心。果然，《妈妈来台北》读到结尾，我自己忍不住哽咽流泪了。儿子问："你哭了?"我说："是呀，我想到了自己的妈妈……"

明天儿子要进考场了。无论他考得如何，做妈妈的我都会欣慰。

我陪伴他走过了生命里最初的18年，所有的辛苦已成云烟，所有的幸福都沉淀为生命的财富，后面的日子，将更多地靠他独自去面对、去创造了。

我热情的凝视，将转为深情的眺望。

我们的天宇，注定是属于天空的。

在儿子即将离巢的日子里，愿林清玄这些温暖的文字陪伴我们，成为我们共同的祝福——

平安如意，欢喜自在，烦恼平息，身心安顿。

2015年6月6日午后
于上海南翔

奶奶的腊八粥

中午蒸米的时候忽然心血来潮，在锅里添了些花生、玉米糁子，想看看能蒸成什么样。半小时后开锅，扑鼻而来的除了熟悉的大米的香，还多了花生、玉米的香；满眼除了雪白，还有粉红、金黄——可谓色香俱佳，叫人胃口大开。盛到碗里，坐在桌边，美滋滋地咀嚼。忽而想到再过些日子便到腊月，该过腊八节了，到时候，我何不用这样的蒸法做一回腊八粥呢？当了这么多年主妇，还一次都没做过腊八粥呢。小时候年年吃的腊八粥，都是奶奶做的，妈妈也做，但和奶奶做的味道不同。自从奶奶过世后，就再没吃过那种味道的腊八粥了。

前年（2008年）的秋天，我和儿子从学校公寓搬进了新买的秋霞居所。转眼到了冬天，一个凌晨，梦里忽然出现了奶奶的身影，那是我到上海工作3年来第一次梦见奶奶，梦里的我高兴极了。想起11年前，爸爸买了焦作市里的房子，和妈妈、弟弟一起从博爱乡下迁居到市里，同我和妹妹一样彻底离开了老家，不几天我就梦见奶奶来到了爸爸的新家，还到楼下的邻居家串门，好奇地摸着邻居素雅的落地窗帘问这问那。后来给爸爸讲起这个梦时爸爸说，看来你奶奶已经收到通知知道这个新家了，太好了！

这一回，奶奶再次来到我的梦里，飞过千山万水、穿越天上人间来新居看我了，我怎能不欣喜万分？

可是梦忽然醒了，奶奶不见了，只见窗外小区里微弱的灯光，透过树影，透光窗帘，淡淡地照在卧室昏暗的墙上。多么想留住梦里的奶奶呀！我抑制不住的泪水渐渐像决了堤的江河奔涌而出：奶奶，我想你……

不知过了多久，天终于亮了。打开手机，屏幕上赫然出现了一行提示：今日腊八。哦，今日腊八，今日腊八，难怪奶奶会来到我的梦里，原以为是我想奶奶了，其实分明是奶奶想我了，奶奶在凌晨来为我做腊八粥了，我亲爱的奶奶呀！

从记事起，妈妈晚上总要照顾妹妹、弟弟，我先是和姥姥睡一张床，后来到了入学年龄回到奶奶家，又和奶奶睡一张床——这一睡就是十多年，直到上大学时家里盖了新房。每年腊八的头天晚上，奶奶总是会把大米、花生、红豆、红薯等各种材料淘好，泡在锅里，煨到灶边。凌晨时，奶奶总不忘起身去打开锅搅拌搅拌，或捅捅炉子。奶奶说，这样的话到早上五六点正好熟，爱君一起床就能吃到，吃了就能暖暖和和地去上学了。

就这样，每年腊八的凌晨，奶奶都会起床去搅粥；每年腊八的早上，我总是家里第一个吃粥的人。多少年来，我从没想过奶奶会在那样的夜晚睡不踏实——她要惦记火候，什么时候火要大，什么时候火要小；要惦记粥，不能熬糊，不能熬不匀，更不能熬不熟，为此奶奶不知要起身看几回火、搅几回粥。我只记得那熬出来的红彤彤、黏糊糊、香喷喷的一锅粥，盛进碗里，吃到嘴里，暖在心里。奶奶的粥，暖了我的童年，也暖了我的一生。

初中的时候，我身体瘦弱，冬天特别怕冷。每每下了晚自修回到家，瑟瑟缩缩地钻进被窝，两只冰坨一样的脚，就搁在了奶奶温暖的怀里、手心里。那也是暖了我一生的怀，暖了我一生的手心呀！

上大学后，我半年回一趟家。每次跑了几百里的路回到家，一进院子，第一声总是喊："奶奶——"奶奶也总是"哎——"地应声而出，蹒跚的小脚显得很不灵便，脸上却始终是暖暖的笑。

大学毕业两年后的那个腊月，寒流击倒了多病的奶奶。勉勉强强熬到正月十五，让全家过了一个完整的春节之后，奶奶在唐庄村家里堂屋的大床上，安详地闭上了双眼。就在第二天，我亲爱的外婆，也在几里外的另一个村庄，永远地闭上了眼睛。外婆留给我们的最后一句话是："我想你们……"

奶奶下葬后的一天，5岁的小堂妹爱新在南屋的门口悠闲地晃着她小小的身影，看着来来往往忙碌的家人、亲戚和邻居，一副无牵无挂的样子。不记得是谁在逗她："爱新，奶奶去哪儿了？"却记得爱新一本正经地说："在后头的竹园里呢！"

是的，奶奶在后头的竹园里呢。在堂屋后面那个茂密清幽的竹园里，在那个洒落了我们童年无限欢笑的竹园里，新砌了一个小小的白色坟丘，我们亲爱的奶奶在那里安睡。坟丘离我们的房子大概只有几百米吧，不远，不远，奶奶随时都可以回来。

转眼十几年过去了，奶奶果然多次回到我的梦里，印象最深的有三次。第一次是上面提到的来看爸爸的新房，第二次就是那个腊八的凌晨来看我在上海的新居。第三次呢？是今年的春天。我乘车穿越上海市区到位于东海之滨的临港新城，快到目的地的时候，车窗外不断有农舍飘过。其中一处特别引起了我的注意，只见它临路的山墙边种着几丛翠竹，修长的竹竿，婆娑的枝叶，枝叶间露出白石灰抹过的山墙，颇觉似曾相识。思绪忽然就飘回了童年的老家，又看到了那熟悉的修长的竹竿，婆娑的枝叶，枝叶间白石灰抹过的山墙和后墙，还有后墙外几百米处奶奶的安眠之地。奶奶，我想你呀！当时头依着车窗，泪又止不住流下来。当天晚上，奶奶就仿佛约定好了一般来到我的梦里，在梦里和我絮语。

是的，在我的心里，奶奶一直都没有走，一直都在屋后面的竹园里睡着。只要我想她，就能去看她；只要她想我，就能来看我——即使相隔天涯，即使穿越天上人间。

春去秋来，秋去冬来，又快到腊月了。今年的腊八，我一定要做一回腊八粥，做成像奶奶那样的红彤彤、黏糊糊、香喷喷的腊八粥，给儿子吃，给我吃，还要盛一碗放在餐桌上我的身边，给奶奶吃。我知道，奶奶是吃不到了，那就给奶奶闻；也许奶奶也闻不到，那就给奶奶看。我相信奶奶的在天之灵会看到、会觉知到的，因为此刻，我仿佛又看到了她老人家那暖暖的笑，那温暖了我一生的笑啊……

奶奶在世的时候，没吃过我做的饭，没穿过我买的衣，也没来得及看到我深情的夫——她一定会喜欢的孙女婿，没来得及看我聪明的儿——她一定会宠爱的重外孙，更来不及随我来上海来黄浦江边看一看这万花筒般的西洋景。我原可以回报给奶奶很多很多快乐和幸福的，但命运没有给我这样的机会。现在，只能用这样的文字，来缅怀我亲爱的奶奶。

亲爱的奶奶，我想你！

愿您安息！

您的大孙女爱君

2010年12月4日午后

于上海嘉定秋霞寓所

写给仙逝的舅舅
——和故去的亲人 say hello again

今天，2012 年 1 月 15 日，下午 1:56，我独自走在飘雨的上海街头，忽然接到故乡母亲的电话，得知您已去世，18 日遗体即将火化。

眼泪哗地就下来了，内心涌起无限酸楚和哀伤。脑海里反复上演着多年前那个深冬傍晚的情景：

我和伙伴有事去找您帮忙，到了您家里，舅妈说您在单位值班。找到单位，您刚吃了晚饭喝过酒回到值班室。趁着酒劲，您兴致勃勃、意气风发地对我说了一些话，那是些令我终生难忘的话。

"今天是你舅我特别开心的日子。任命书下来了，任命我为我们财政局劳动服务公司总经理。呵呵，你舅今年 55 了，55 是一个开始，你舅要好好大干一场了！"

"爱君呀，你知道吗？舅舅当年高考，北京大学的录取通知书都下来了。只是因为家里成分不好，被村里偷偷压下来，到最近才知道有这回事。"

"一直听说，爱君有她舅的风范！"

"你大表哥（舅舅大儿子）很有本事，他牙缝里掉点渣就够我们爷俩吃喝了。"

……

那年我大学毕业刚工作一年多，理想与现实失衡，希冀与迷茫交织，苦闷、压抑是当时情绪的主旋律。那个傍晚，在您单位那间小小的值班室，当着我伙伴的面，您对我说了许多话，每一句都那么贴心、暖心，似一把熊熊燃烧的火炬，瞬间点燃我对未来的希望和热情。那时候的我第一次意识到，有舅真好，有舅真幸福！

那真是昙花一现般的美妙傍晚啊！

在那个傍晚之前的24年的记忆里，您从没对我说过那么温馨的话语，从没给过我那样热情的笑脸。甚至，24年来您对我说过的话，加起来不会超过五句，而且还都是可有可无的话。

而在那个傍晚之后的某天我又去拜访您，您却恢复了我所熟悉的那副陌生的面孔，多么遗憾。

那之后的许多年，我也几乎没有再见过您。

这些年来，我也一直在抓住一切机会让自己成长，让我的生活、我的整个人生不断刷新，越来越精彩纷呈。

这些年来，我也无数次地想起那个傍晚，想起您微笑着、带着欣赏自豪的语气说出的那句话："爱君有她舅的风范！"这句话带给我勇气和力量，激励我铿锵前行。

在那个昙花一现的梦一样的傍晚啊，我见识了一个别样的舅。

这些年来，我的脑海里一直悬着一个大大的疑问：那个我从小到大所熟悉的、冷冷的、相当隔膜的舅，和那个傍晚刚喝过酒、微笑着、热情洋溢、说着贴心话的舅，哪个才是最真实的呢？

我一厢情愿地自我解答并坚信：那个酒后吐真言的舅，是最真实的。在舅的内心世界里，有着对我这个外甥女的无限接纳、欣赏和支持鼓励。

但是，接下来的疑惑便是：为什么只有在酒后，您才能展示真实、可亲、可敬的舅舅形象？而在这之前、之后那无数个清醒的日子里，您却给了我另一副拒人于千里之外的面孔，究竟是什么妨碍了您最真实的情感表达呢？

最近几年，也许是人到中年的缘故，加上与故乡相隔千里，我越来越在乎起远远近近浓浓淡淡的亲情，于是许多次、许多次想起您。想起您幼年丧母、少年丧父，青年遭遇大饥荒，一生经历了无数难以想象的苦难和挣扎；想起母亲常常夸赞您学业的优异，工作的出色，和不断抓住机遇后的英雄般的崛起；想起您和母亲的旧日恩怨早已了结，却依然疏于来往的惆怅；想起您比母亲年长6岁，而今不知已是什么模样；想起您前几年患病的身体，不知而今恢复得怎样；想起您12岁、母亲6岁那年德高望重的外公的英年早逝，多么希望有机会向您请教更多关于外公的故事；想起"亲不亲，打断骨头连着筋"的古话，坚信您、母亲和我们这些晚辈的血液里，都永远流淌着来自外公的优秀基因，都会因此而一脉相系……

今天下午，在这个飘雨的上海街头，倏然接到母亲的电话，得知您已仙逝，心中瞬间涌起无限的酸楚和哀伤，泪也如伞外的雨滴，止不住地流下。

唉！一切的疑问，一切的希冀，都已来不及诉说，再也没有机会表达。

舅，我想和您诉说的一切，您生前可有觉察，去后可有感知？

您可知道，那个20多年对我冷冷的面孔，早已被我看作虚设的面具，我相信这个面具的背后，有着舅舅您一颗温暖火热的心。

我一直深深怀念着那年深冬的那个傍晚，一直深深爱着那个酒后吐真言的55岁的热情洋溢的舅，我也似乎一直在享受着您那种昂扬精神的滋润和激励。

天意顾我，返乡的机票是17日下午的，傍晚到家，正巧赶上第二天送您最后一程。

叶落归根，舅啊，不知您最后的归宿地，会不会是那个留下我丰厚童年回忆的外婆的村庄，是不是庄外那片宁静幽深的青色竹林？大约70年前，您的年轻病逝的生母，就长眠在那片青色竹林里；大约62年前，您的年轻的父亲、我的永远存在于想象中的外公，也长眠在那片青色竹林里；大约19年前，您的后母、我的历尽坎坷艰辛、心灵永怀诗意的美丽外婆，也长眠在那片青色竹林里。那片幽幽的竹林，承载着多少生离死别的哀痛，而今却已在深冬里日渐萧索。

舅，此刻我愿意成为虔诚的基督徒，衷心祈愿您和外公、两位外婆在天堂温情相会，祈愿您捎去地上亲人们对天上亲人们的无尽的思念、缅怀和问候。

愿您和先人们在天堂安息。

外甥女爱君泣献
2012年1月15日午夜
于上海嘉定秋霞寓所

和故去的亲人 say hello again

和故去的亲人 say hello again，是叙事疗法中非常温馨、也非常有意义的一种态度和技巧。

民间传统的习俗是忌讳说死亡的，也就是死亡禁忌。带着这样的观念，人们常常会这样劝别人或劝自己：亲人已经走了，就不要再想他了，好好过自己的生活吧。

　　而叙事的 say hello again 却很不一样，背后的理念是：我们不要以为我们的亲人走了，他们就发挥不了作用了，其实我们用很好很尊敬的问话，用很好很温馨的讲述，是可以让亲人再次发挥力量，给予我们支持，我们的内心也会变得很强壮。

　　前文中对奶奶的许多缅怀、对舅舅的种种恩怨，都是边流泪边敲下来的，也许读者会感觉悲伤，却不知书写者的感觉里还有畅快！就像叙事学员小菠萝说的：有奶奶可以怀念，好让人羡慕！

　　那是爱的流动，那是活泼泼的温暖的力量。

　　还有另一件事。

　　2013 年 7 月 31 日下午 1:00—1:26，借助 26 分钟的手机通话，我成功劝导一位三十多岁的女性放弃了跳楼行动。当天晚上，因为种种复杂的情绪和压力，我请心理学博士柳老师为我做了一个小时督导。

　　记得快结束时，我提到了英年早逝的外公，柳博士问："如果外公听到你今天做的事，会说什么呢？"

　　我说："外公会说，'你做得很好，你真是我的好外孙女儿！'"

　　那一刻我泪流满面，仿佛看到了外公慈祥、欣慰和欣赏的眼神，内心好温暖、好有力量啊！

　　这也是和从未谋面的外公的一次 say hello again，这个体验非常美好，不仅让当时承受巨大压力的我一下子释然很多，更给我的心理咨询事业带来家族根源上的长久激励和支持。

第四章　石头家的亲情叙事

妈妈对我说

下面的内容来自叙事学员燃烧的石头（史永海）老师。

永海，我在天堂挺好的，很久没说话了，妈妈就是想和你拉拉家常。

咱们这一家人，想想可真是不容易啊！今天就说说你。

你从刚生下来就好看，大眼睛，白皮肤，许多人看了都是赞不绝口，说这孩子将来长大了一定有出息，我当然更是这样想的。

记得好像是你两周岁时，我们一家还住在村子最东头的破土窑洞里，那时我和你爸爸正在努力造一个新的窑洞，没有时间照看你。你可能不记得，我们家那时养着一只叫大黄的狗，也挺温顺的，它每天都陪着你玩，你总是想骑在大黄的身上，爬来跑去追大黄。有一天，可能是你使劲拽住大黄的毛，把大黄拽疼了，惹怒了，它竟然在你的头上啃了一口。听见你哇哇大哭，我疾奔而去照看你。一看伤口，我和你爸爸提着木棍狠狠地打了大黄。大黄知道犯错了，痛苦地哀嚎，落荒而逃。也许我们打得它太厉害，伤了它的心，反正它再也没有回来，说不定被人拐走了或者杀掉了。反正想起这事，我的心里总还是有点淡淡的忧愁。也不知道大黄后来怎样了。其实，本来可以不那么打它的，可是看到你哭得那么可怜的模样，我们就怎么也控制不住自己愤怒的情绪。

你那时小小年纪就非常聪明懂事，爱学习。我只记得，还没到上学的年龄，你就已经能认识很多字了，比那些正在上小学的孩子都强。我那时感到很开心，很骄傲。村子里有些上了年纪的人，每每碰到你，总是会捡来一根树枝随便在地上写上几个字，考你一下，基本上你每次都能认出来，读出来。还没上学，小小年纪，名气便在周围村子里迅速传开，你不知道我当时心里有多舒爽，那是真正的扬眉吐气啊！

你是个男孩，但是心软心善。记得那时，别的孩子惹你，你总是不还手，把我急得啊！教也教不会。更让我气的是，邻居家的小女孩有时也出手打你，你同样也不还手。我当时好担心啊，担心你以后这么软可怎么办啊！常常在半夜里醒来发愁，愁得不得了。现在你早已长大，也能把自己的生活料理好，看来我当时真是有点杞人忧天了啊。不过，作为妈妈，确实也是情非得已，看到自己的孩子受到别人的欺负，心里就难受啊！现在想想，那也不是什么欺负，就是小孩子之间的玩耍嘛！可是当时就怎么也看不开这一点。我现在觉得，有时候有些事情，当时认为是天大的事情，过后看，可能就是一件小得不能再小的事情。

还记得有一次，好像是你一年级的时候吧，那个李老师不知因为什么，把你和几个孩子拉住头碰头。吃过午饭回来后，你哭着告诉我，我简直怒不可遏，气冲冲找到学校，把李老师好好教育了一番。他也知道做得不对，赶紧给我道歉。其实我也不是去闹事，专门找人麻烦，就是气得不行。你说当孩子犯错的时候，怎么着不行，那样把孩子脑子碰坏了可怎么办嘛！不打不成交，后来李老师还和咱们家关系处得挺好的。永海，你现在也是老师，可别打人家孩子，有事说事，千万别动手。

永海，你小时候非常勤快。就说起床吧，不管什么时候睡，早晨你总是能早早起来，比我们大人都强。这一点，我真是既佩服又有点不好意思。每当早晨天刚蒙蒙亮，院子里便响起刷刷的扫地声，妈妈就知道是你。勤快的孩子不愁生活，妈妈心里挺放心的。那时家里养着猪，还有一头驴。你每天从学校回来，都会背上筐子去割草。我们家的猪总是膘肥体壮，我们家的小驴长了个大个子，这里面有你很大的功劳呢。每当想起这些，妈妈的心里总会笑出声来。我是真的开心啊！

当然也有不太愉快的事情。你是一个非常敏感的孩子。当你和姊妹发生口角的时候，我打她们，她们就笑着跑开了；而你，别说打了，就是我话说重了，你都会在那里哭上半天，十分伤心。我心里时常纳闷：你是咱家里唯一的男孩，我们也都爱你，可是为什么你如此敏感，如此爱哭呢？到现在我也没有想通。也许这就是你本来的样子吧，谁知道呢？反正小时候你就是很敏感。小时候你非常喜欢蝈蝈呀、蝉呀这类小动物。不知你从谁那里学的，编了个小笼子，里面放上逮来的几只小蝈蝈，你还记得吗？就挂在我们院子中央的苹果树上，每到晚上，蝈蝈就争先恐后地鸣叫起来。每听到它们没完没了的叫声，你总是会放下手头的作业，出神地在那里听，好像入了迷似的。后来大一点了，学习任务重了，可是你对蝈蝈的喜爱却一点不减，还加重了。终于有一次，你没有按时完成作业，你爸爸从地里回来的时候，你正在聚精会神地玩蝈蝈。你爸爸非常生气，将蝈蝈的笼子高高举起，然后重重地摔在地上。我也记得当时那几只蝈蝈发出凄惨的叫声，然后就再也听不到它们的叫声了。从此，你的眼睛里好像多了一种叫做哀伤的东西，也许叫做忧愁更合适些，反正就是一种闷闷不乐，你说叫什么好呢？这件事我记得比较深刻，是因为后来你写进了日记里，高中毕业后，你爸爸才看到然后告诉我的。直到这时，他才意识到这件事对你心理上造成了一定的伤害。那时，我们真的是什么也不懂，什么也不管不顾，一心想让你学习好，考个好成绩，考个好大学，所以忽略了你的其他感受。我现在也很后悔当时为什么没有阻拦你爸爸摔死你心爱的小蝈蝈，它们曾经给我们带来多少温暖的回忆啊。不过，你爸爸也是好心，就是想让你好好学习，别分心，好考上大学，走出大山，只是方式粗陋了一点。现在你长大了，也有了自己的孩子，所以请你一定要理解，要包涵，要原谅。

永海，看着看着你就长大了。那时候条件艰苦，小小年纪就要到桥上初中念书。十五里山路，你才13岁啊，小毛孩一个。说实话，我那时好担心，怕你吃不好穿不暖，怕你受人欺负，怕你学习上不去，怕所有让你不舒服的一切东西。可担心归担心，为了你有一个美好的前程，我还是忍痛割爱，送你到桥上。其实我们村子里的学生按道理要到甘泉念书的，只是因为桥上初中有我们村子里的两三位老师，所以我们村子里的学生都陆陆续续到桥上了，这也是所有爸妈的一点点安慰。你走了，带走了我们的牵挂，还好那时每周回来一次。每到周五，我就开始为你还有你姐姐做烧饼，怕你们吃不饱，所以要多做点，每次都是至少一百个。在我们那个小土窑洞里，做着烧饼，想着你们回来时欣喜的眼神，我是越干越有劲啊。你爸爸那时要外出挣钱，早出晚归，也是挺辛苦的，但是心中有希望，所以走路也是抬头挺胸，气宇轩昂。

　　你也是够争气的。每次考试都在前面，让我和你爸心里很是欣慰，觉得苦没有白受，钱没有白花，汗没有白流，烧饼没有白烤。当时的我们就像种庄稼一样，总是坚信付出总有一天会得到回报的，正是这种无条件的坚信，支撑着我们全家一路向前。你那时不但学习好，也爱劳动，非常懂得体谅家里人的不容易。我记得每到暑假，我带着你和你姐，还有小水，早上天刚亮就动身到地里干活，犁地，拔草，收拾地边，一锹一锹，一犁一犁，开始了漫长的整地。活儿是苦了点、累了点，可是一家人一起，有说有笑，竟然也不感到那么累。等暑假快过完了，地也基本整好了，远远望去，平平整整的，看得人打心眼里舒服，好像有种新的希望在心里冉冉升起。那种感觉自从离开土地，举家搬到城里西关以后就再也没有体会过，现在想想，挺怀念的，好想像当年一样和你们有说有笑，在一起劳动，那该多好啊！也许人老了就爱怀旧吧，反正现在我时常这样想，总也控制不住自己。对了，让妈妈心里最过意不去的是，地整好了，你却晒黑了。你去学校要和小朋友们在一起，我没问过你，但我想肯定会有不少人嘲笑你，是吗？不过，我从来没有见到你不愿意，不开心。可能我也是瞎想吧，反正当时就是这种想法。

　　永海，你还记得吗？好像是初二的时候吧，你特别喜欢一种运动鞋，就是前面像个牛鼻子的那种，你喜欢得不得了，非要买一双。那时我们家穷，没有多余的钱给你买。你没有抱怨我们，而是自己在假期抽空挖药材，爬高上低，也不知过了多长时间，你才凑够，买了一双你渴望了好久的运动鞋。看着你穿上新鞋后高兴的样子，妈妈真是既高兴又愧疚。高兴的是你长大了，有了独立的能力，愧疚的是我们连一双像样的鞋都给你买不起。不过，还是高兴多，那是肯定的。我看到了自力更生的你，逐渐长大的你，自己的事自己办的男子汉气概。对了，在挖药材的过程中，还有一个惊险的故事呢！不知道你还记不记得，我可是记得很清楚的，你那次是和小刚去挖药材的。小刚在挖药材的时候，不小心碰到一个很大的马蜂窝，密密麻麻的马蜂追着你和小刚跑，你们两个不停狂奔，直到气喘吁吁，趴在地上再也不想动了。还好，马蜂没有继续追，你俩心惊胆战地拿回挖药材的工具，疲惫地回了家。你给我讲的时候，我不知道我什么表情，但是我的心里一定是充满了担心，听完一定是长长地出了口气，没事就好。现在再想起来，不知怎么，我特别想笑，觉得很有意思，想象着你们两个小孩狂奔的模样，还是想笑，哈哈哈哈！

永海，那时虽然你只有十三四岁，可是在家里已经当大人用了。还记得吗？那时家里没有了那个可爱的小毛驴，许多体力活只好我们干。有次我和你用一根扁担抬了一袋子蓖麻到隆化卖，然后买了一袋化肥回来，一来一回三十多里地啊！当年你小小年纪竟然也挺过来了。还有，有次到桥上也是买化肥，就我们俩一路抬着就回来了，那时候觉得很辛苦，可现在回想起来，觉得真是一种美好的、难以忘怀的回忆啊！你后来个子长得不是太高，也不知道是不是与那时的过度劳动有关。越想越觉得有关系，可是也没办法改变了，管他呢，不高归不高，可是也不能算低，这样来回想想，心里就释然了。你还赶着毛驴拉水，你小时候真是没少吃苦，但是，那时只能这样，我们做父母的也没有办法。

说着说着，你就到高中了。上高中的时候，你也长大了，我们就比较放心了。你离家远了，回来的次数少了，我的记忆里就只剩下几件印象深刻的事了。那时你很想要一辆自行车，可是家里钱不宽裕，买不起。正好你姨夫说家里有个旧自行车要给你。你盼了好久，他拿来后发现车子出乎意料的破，但是你还是很开心，修一修就骑着上学了。现在想想心里有点发酸啊，不就一个自行车吗？可那时真的是买不起。现在你连车也开上啦，再回想从前的日子，妈妈心里很是感慨。那时物质条件是苦了点，但是你在学习上的表现还是让我们很骄傲的。我记得非常清楚，有一次你一人连获语文和英语竞赛考试两个一等奖，奖品是金光闪闪的钢笔。你回家拿出来，开心地讲给我们听，我们都开心地笑着。以前总觉得开心是一个词语，那次我却觉得开心就是一种把心四散开，要融化的感觉，真是一种别样的感觉，从来没有过。记得有次我和你爸去学校给你送粮食，向同学们打听你的时候，同学们指着台上说你在那里。我们一看，可不是，学生好像在做操，你在指挥，大声喊着口令。我和你爸惊呆了，原来我们的儿子也可以这么优秀啊！不过，也有让我们不好意思的事情。记得你大概高二的时候吧，有一次把一个学期的粮食票据给丢了，再也没找到。你从来没有跟家里人说过。现在我想起来心还疼呢！真不知道你当时是怎么度过那一个学期的，当时你怎么就不跟家里说呢？大不了再拿一点么，受那么大的罪。不过我后来也反思自己，可能是我们平时对你太严厉了，你不敢说。这件事也是你高考后你爸爸在翻看你日记的时候才知道的。刚刚知道这件事的时候，我们愣了半天，回不过神来，为什么呀？想不通。不过，后来时间久了，才慢慢知道一点大概的原因，可能是父母过于严厉了。正是因为这个原因，后来我们在抚养毛毛的时候，就再也严厉不起来，觉得一家人，特别是孩子，还是宽松平和点好。现在我看毛毛活得很阳光，和你们的关系也很好，我心里别提有多舒服啦。就这样，多好，亲亲的一家人。

第一年高考，你失利了没考上。你虽然不开心，但是很快就振作起来，去复读。第二年高考，虽然考上了，但是学校不好。也许对当时的你来说，那几近于没考上，因为你一点也不开心，甚至有点悲伤，把自己关在家里，不好好吃饭，只是睡觉，话也不多说。我不知道该怎么劝你，只能看你的脸色。当时我难受极了，真的是让人心疼啊。村子里的人们都在传你考上了大学，可是我们不敢表现出高兴，因为你一点都不高兴。现在可以跟你说了，这么多年过去了，我想你也已经释然了。那天下午，我和你爸在地里干活。金山专门到地里跟我们说你的通知书回来了，我们高兴地放下锄头，马上回家。还没进家门，碰到邻居家正海，他也告诉我和你爸，说你的通知书回来了，说的时候特别激动。在我们那个小山村里，你不知道，别人都是等着看笑话呢，你也够争气，拿了个通知书回来。在我和你爸回来的路上，那叫一个扬眉吐气！多少年了，多少人说风凉话，我和你爸都忍受着，我们等的就是这一天啊！这一天终于来了！当时的心情简直无法用高兴两个字来描述，其中的内涵比这多得多，姑且就叫高兴吧，词不重要，关键是那种感觉，太美妙了，刻在我的记忆中难以忘怀，现在想来就好像发生在昨天。这是妈妈这一生中最难忘怀的一刻，那一刻，最感谢的就是你，永海。

在你考上大学的那个暑假，你和往常一样，把所有的地整好，才踏上上大学的路。我们家开始了新的征程。说实话，你上大学期间，我不是太了解你的生活，只是觉得第一年你还是有点忧伤，第二年精神就好多了，第三年就感觉成熟了许多，成了一个真正的小伙子了。

1998年你结婚，了却了我心头的一桩大事，这又是我们家的一个里程碑，标志着你步入成年人的行列，真正成了家里的顶梁柱。第一个孩子夭折，给了你很大的打击，我也很伤心，但不敢掉眼泪，怕被你看见。记得在县医院，你都累成啥啦，在最后结账的时候，竟然晕倒在窗口，还是你的同学替你结的账。还有一件事，永海，我还记得，得跟你说说，不然心里不畅快。有次说起关于你姑的事，记得是你和丽琴刚结婚第一次走亲戚，关于给你多少钱的事。当时我说她应该给多少，你瞪了我一眼，说，这不对，给多少算多少！还说你姑也不容易。当时我就泪奔了，你长大了，有了你自己的思想、能力。但是我们有我们特殊的历史，我觉得你没有尊重我的看法，我有点受伤。其实后来想想也算正常，毕竟不是一代人嘛！可当时就是控制不住地流泪，弄得你很是尴尬。我知道你不是故意惹妈妈生气的，但我当时心里就是生气。跟你说这些，也没啥其他意思，就是说说而已，说出来心里高兴。就是这样，人老了，心就变得像个孩子似的，没办法。

后来，毛毛出生，给我们家带来了新的欢喜。在永红饭店过满月。七个月的时候，丽琴上班，把毛毛留在家里，那一段岁月，确实辛苦，可是因为有毛毛，我们都很快乐，劲头十足。他经常趴在我的背上，咯咯地笑。

再后来，你在西关买了房子，我们家卖掉黄牛，举家搬到西关。这10年，我觉得总体是快乐的，你们上班，我每天给毛毛做饭，你爸爸接送毛毛。看着毛毛一天天健康成长，心里真是开心极了，我们全家其乐融融。我和你爸总说，这就是我们年轻时所梦想的生活，不，比我们所梦想的生活还要好很多很多倍。在西关生活的十年中要说有遗憾的话，就是丽琴妈来住的时候，我们照顾得不够好，可能让丽琴心里有疙瘩，这是我唯一的遗憾。可是过去了，后悔也没有用了，要是时光倒流，我会做得更好的。丽琴来到我们家，对我和你爸都不错，或者说是相当地好，我们从心底感激她，也是真心实意把她当女儿待的，所以没有照顾好她妈妈我才觉得心里愧疚。不说了，反正也没有办法弥补。如果有的话，就是你对丽琴好点，让我心里也能舒服点，开心点。拜托了，永海。

说的不少了，我都有点累了。永海，照顾好你爸，他也辛苦了大半辈子，不容易！照顾好丽琴，她来到咱家时真正是一穷二白，不容易！相当不容易！我看到毛毛长得那么高，那么阳光，还那么爱学习，我心里仿佛看到光明的未来。

就说到这里吧，永海！我要休息了，你也早点睡，注意身体，咱们家你可是顶梁柱啊！

叙事技巧

见证，有时也叫时空转移的见证，或者叫跨越时空的见证，就是过去、现在和未来不同时空的自己来见证那个新的故事，见证新的自我认同，使得这些行动蓝图更有意义，得以丰厚和强化新故事的力量。

见证者可以是不同时空的自己，如后面的《未来60岁的永海写给现在42岁的永海的信》《现在42岁的永海写给当年14岁的永海的信》《未来40岁的毛毛写给现在15岁的毛毛的信》三篇文章。也可以是对自己有重要意义的人，包括健在的和过世的，如上文《妈妈对我说》。还可以是喜欢的动物，或虚构的人物、动物形象。

未来60岁的永海
写给现在42岁的永海的信

永海，你好：

　　感觉有好多话对你说，可是又不知从何说起，也许是老糊涂的原因吧。可想想不对啊，60岁这个年纪在现在这个社会还能做好多事呢。台湾的赵慕鹤先生，75岁背着背包出国旅行，87岁的时候和孙子同读大学，93岁到医院为比他还小的老人当义工，98岁成为全球最老硕士，如今106岁的他还在继续创造传奇。我早就心动了，我也渴望做这样的人，把自己充分地活出来。我欣赏的是这种精神，向往的是这种自由，所以我要对你说点我的心里话，很重要！

　　60岁是一个既让人兴奋又让人无奈的年纪。让人兴奋是因为终于可以自由了，能够从工作中解脱出来，儿子也成家立业，建立了自己的公司，经营得红红火火。没有了负担，没有了每天必须要做的事情，自由了。自由的感觉真好，感觉好像自己可以飞，满心都是兴奋，就像在小时候刚刚买到新玩具的那种欣喜，又像在上学时刚买到新书时的那种激动，真是美妙极了。让人无奈是因为身体状况已大不如从前了，心里想要蹦跳，想要飞翔，可是怎么也蹦不起来，跳不起来，飞不起来。每每这个时候，心里就感到好无奈啊。

　　永海，看你每天都在抽烟，我心里疼啊。可别抽烟了，我也知道有时候为工作、为生活发愁，想抽也意思一下就可以了，可不能像现在的你那样一根接着一根。眼看那肺、肝呀都痛苦得要命，但是有苦说不出，就是说出来，你也是听不见啊，因为你的心被外界的一些东西吸引住了。还是少抽点吧，不过一点不抽你也做不到，有点为难你，我在你这个年纪的时候也是如此，现在可真是后悔。少抽点吧，为了你到我这个年纪还能蹦、还能跳、还能飞。

你现在正值壮年，在家里是顶梁柱，在单位是骨干，在社会是让别人不敢小觑的人。人都要经历自己的60岁，当你60岁时，你在家里不是顶梁柱了，在单位不是骨干了，在社会上也被归入老弱病残的队伍，甚至有些侮辱性的话叫什么"等死队"。管他叫什么呢，反正这时你脱去了社会和家庭赋予你的责任和角色，只有此刻你才是你自己，在这个时候，你能有什么呢？最重要的是有一个千金难买的好身体，这个好身体，仅仅不抽烟还不够，你不是爱打乒乓球嘛，你一定要好好坚持，再坚持20年，这就是你送给自己的最好的、最值得骄傲的礼物。你们学校李校长那身体、那耐力，让人不得不佩服，他就是你努力的方向，要是我能像他一样，我一定心满意足，意气风发。酒，本来也不是什么坏东西，但是一定要适度才好。不过，看你过了40岁之后基本很少喝，喝的话也很有分寸，这就很好嘛！你现在有脂肪肝，一定要加强锻炼，少抽烟，少喝酒，为60岁时有一个好身体而努力。一定要听我的话啊！

永海啊，看你现在疯狂地学习，我真是羡慕，心里好感动。是啊，人随着年龄的增长，学习的能力逐渐衰退，趁着年富力强，多学习自己喜欢的东西，真是一种莫大的幸福。最关键的是通过学习，生活充实了，看问题的视野开阔了，生活的态度达观了，生命的品质提高了，这样的生活才是有意义的生活。60岁是一个人赤裸裸面对自己生命的时刻，也只有此时此刻，才真正能体会到自己是丰富还是贫瘠的。丰富的生命让人能够充满希望地面对前路，贫瘠的生命则让人对死亡充满恐惧。你做得很对，继续坚持下去，你会看到不一样的自己，一个又一个生命的惊喜在等待着你。

永海，看你和你的儿子平等而亲密地交流，我很羡慕，也许还有点羡慕嫉妒恨呢，哈哈！儿子是你一生要相伴的人，你做得很对，要平等尊重，要亲密和谐。什么学业，什么工作，什么金钱，什么名声，到了60岁才觉得那些也不是说不重要，但是真的没有我们想得那么重要，至少没有和孩子拥有亲密的关系来得重要。真的，这也是我60岁时的最大感受。当一个人和自己赤诚相见时，亲密的关系能给我们提供一个暖暖的背景，让我们感觉不到活着的寒冷，真的让人心里好踏实、好轻松，就像你的网名"燃烧的石头"。石头总是给人一种厚重的感觉，让人心里很踏实，燃烧让人在黑暗里看到火苗，心里暖暖的，多好。就安心踏踏实实做你燃烧的石头吧！这是一个隐喻，也是一个方向，对你的儿子，对你的妻子，甚至对你的父亲，对你已经过世的母亲，对所有重要的人，甚至还有有缘碰到的陌生人，无不如此。石头让生命有了根基，燃烧让生命有了温度，足够了。想象着这样一个场景或者一个意象，感觉真好，感谢你给我提供了一个这样美妙的东西，谢谢你。

永海，你做的工作是教育人的工作。这是世界上最困难、同时也是最具有吸引力的工作。最困难，说的是每一个人都不一样，要做到因材施教那是难上加难，要做的工作也是无穷无尽，你尽力而为即可，切不可熬夜加班，弄垮自己的身体，一定要保重。毕竟年龄不饶人啊，在你年轻的时候，我是不会说这样的话的，40岁身体就开始慢慢走下坡路，所以务必要注意养身，注意吃饭，注意喝水，注意睡饱觉才好，可不能像年轻时那样去拼了。最有吸引力，是说每个心灵就是一个世界，陪伴学生探索心灵的疆域也是在探索自己，这是一个双赢的过程。可能到了60岁，经历得多了，感慨也多了。我现在就觉得人的内心世界比现实的世界更加丰富多彩、更加迷人、更加值得探索。

其实旅行也挺好的，我现在特别想旅行。年轻的时候我和你一样爱看书，虽然没有破万卷，但是自认为看了不少的书，现在回想看书的时光，心里还是很陶醉，那一本本的书，其实就是那些优秀的人们的心理世界的美丽风景啊！以前工作忙，只能抽空看点书，现在终于有时间了，也自由了。我要行万里路，好好享受自己的生命旅程。这个年纪还好吧，身体健康，大脑不至于糊涂，心态也还算年轻，就算身体无法飞翔，可是带着一颗飞翔的心去开心地旅行，感觉仍然相当棒啊！

永海，今天说的不少啦，好好享受你的生命吧，每个阶段都有不同的风景。别挑三拣四，好好完成每个阶段的任务，享受自己生命中的小惊喜，也是不错的选择。人这一生活着真是不容易，每个平凡的人生活中其实也都有自己那些小小的不平凡，正是这些东西，照亮了每个人生命的前程。我真诚地希望你也一样，以欣赏的眼光，以好奇的心情去看这个世界和这个世界上的每一个人。与此同时，照顾好自己的家人，也不枉来这世上走一遭。

有空再聊，拜拜。

现在 42 岁的永海
写给当年 14 岁的永海的信

　　我今年42岁，正在奔五的路上。想想，心头不禁一阵惶恐。

　　14岁的你，正在上初二，还是一个羞涩的少年。虽然学习成绩较好，但是除了学习成绩，再也没有可以值得炫耀的资本：体育不好，个子不高，长得不帅，口才不好，敏感得很，常常因为一点小委屈晚上蜷缩在被子里偷偷地哭泣。14岁的你没有自信，像一只小小的蜗牛缩在壳里，偶尔露一下头，瞅瞅外面的世界。14岁的你糊里糊涂地学习着，成长着。每周步行十五里山路回家，上学则背着一大袋子或白或黄的烧饼，那是一个星期的干粮。那时学校离家远，小小年纪便要出门在外，心里觉得分外孤单。有几个小伙伴很要好，组成了你小小的世界。

　　现在的我很爱运动，身体比较健康。奔五了，体重基本保持在正常的水平，几十年了还是一个样子，很难得。记得你那时住在小伙伴家，每天早上上学，晚上下自习回家，都要一来一回走十里路。你和小伙伴在路上总是很开心，蹦蹦跳跳。一年时间，你的身体素质大大增强，个子高了，身体强壮了。学校后来组织长跑，每天早上从学校跑到五里开外的水库边，然后返回来，你和小伙伴总是坚持跑，一次不落。正是从这时起，你养成了爱锻炼、爱跑步、爱打球的好习惯，这一坚持就是近三十年，才有了健康有活力的你。许多同龄人腰酸背痛腿抽筋，而我打起球来生龙活虎，许多人对我都是羡慕嫉妒恨啊！现在的我每每想起这些事情，心里总是抑制不住对你表示感激。

你那时和父亲心里有隔阂，连句话都不愿和他多说。你提到过你的父亲曾经怒气冲冲地把你心爱的蝈蝈和笼子摔在地上，笼子碎了，你的心也碎了；蝈蝈死了，你的心好像也死了。我真替你惋惜，也为你心爱的蝈蝈惋惜，为你的父子情惋惜。不过现在感觉好多了，父亲上了年纪，已没有力气强迫我、伤害我，他现在对我很和蔼、很慈祥，尤其是那曾经露出让人恐惧目光的眼睛，在我现在看来，则充盈着无法掩饰的爱的光芒，每每四目相对，我心里都很感动。父亲现在每天都给我做饭，香喷喷的，都是我最爱吃的，都是记忆中的美味。吃父亲做的饭，感觉真是不一样，这一点，我估计你是体会不到的，但你毕竟还是幸福的，因为你有妈妈，而我没有了。妈妈就是家，就是心中的故乡，有妈的孩子像块宝，真的。我没了妈妈，妈妈走了，去了天堂，永远也不回来了，对于我，这是永远的伤痛。所以，一定要坚信，你是幸福的。我从你们父子关系中吸取了教训，我立志做一个和善的父亲，一个会爱孩子的父亲。我的儿子现在和你一样大了，他很幸福，倒是真的。他有妈妈，有爷爷，有一个简直可以无话不谈的父亲，所以，儿子总是很开心。我觉得在这点上，我儿子非常幸运。

我现在在单位里也算是骨干，其实心里也还是有遗憾，我不是太喜欢这样的工作，但又没有勇气放下，关键是没有能力，很无奈的。

现在的我有一个梦想：我要办一个书店，做一名心理咨询师，时常举办公益讲座。说到办书店，还是和读书习惯离不开。每每想到能够把工作和爱好联系起来，融为一体，每天能够坐拥书城，我就十分兴奋，十分激动。至于想成为一名心理咨询师，也许和你那时多愁善感有关。直到现在，我历经四十余年风风雨雨，还是对探索人的内部世界充满了热情。真是无法想象那时你那么小，离家那么远，怎么度过那难捱的时光。现在每每想起这些，总觉得你真是一个勇敢的孩子，非常不容易，非常可贵。举办公益讲座，是因为现在的我体会到了助人的快乐。你那时在这方面做得少，没能享受这种快乐，是有点遗憾。可是，我无法帮助你弥补这些，这就是生活，不能走回头路，只有单程票。之所以说这些，是因为我不想让你重蹈我的覆辙。

14岁的你，要广泛涉猎，关注自己的兴趣爱好。我也知道，学习任务很重，有时也会让你不堪重负。可是，生活中哪能没有困难，生命中哪能没有痛苦？中考选择高中，高考选择大学，离不开选择。好大学会让你在选择工作时能够有更多的机会和可能性结合自己的爱好和兴趣。我祝愿你能在上学期间把握好分数与兴趣爱好之间的平衡，在走向社会后实现二者的统一，过上自己想要的生活。我就是教训，真正是有苦说不出，个人活受罪。不过我也正在努力，努力寻找突破口，实现自己工作与兴趣相结合。我思维有点混乱，还是引用龙应台先生那句话来表达可能更贴切一些："孩子，我要求你读书用功，不是因为我要你和别人比成绩，而是因为，我希望你将来会拥有选择的权利，选择有意义、有时间的工作，而不是被迫谋生。当你的工作在你心中有意义，你就有成就感；当你的工作能给你时间，不剥夺你的生活，你就有尊严。成就感和尊严，给你真正的长久的快乐。"

　　其实还有很多话要说，一下子怎么能够说尽呢。就说到这里吧，我不会忘记你，你早已成为我记忆中的一部分。也谢谢你能倾听我的心声。当然，有时间，如果你愿意，你也可以跟我说说你的想法，我是愿意聆听的。

未来40岁的毛毛
写给现在15岁的毛毛的信

今年我40岁，一米七五，微胖。

小时候，这稍微发福的身材可是让我吃了不少苦头。每每体育考试都很发愁，可无论如何努力，都无法达到别人很轻松就可以达到的水平。我想，你对此比我印象更深。

那会儿，你跳绳很不错，但你没有坚持锻炼，没有保持住这个优势。初三时，你的体育成绩已经远远落于人后，甚至一度成为第一——倒数第一。

我现在已经有了脂肪肝，并且有发展成肝硬化的趋势。如果不是你上大学后好好努力，有个别脂肪细胞胡乱发育也说不定。

我现在是个厨师，不枉我的身材。现在的我，你也看到了，比较胖。这份工作我不怎么喜欢，但至少是份高薪工作，一个月工资6000多，能养活得起爸妈。

每天店里人来人往，通常一两个小时要炒二十多个菜种，只能时间错开同时做好几份菜。

忙忙碌碌一天，工作结束后已经饿扁了，所以晚饭通常能吃很多。下班，关灯，拉门，回家，这样的日子很单调。离开夜市的喧腾，回到家里，擦擦脸上的汗，打开空调，头上还冒着热气。

关灯，一片漆黑。

楼下的摩托车又"轰"的一声响了起来，一楼那个人又去送东西了。这年头，工作难找得很！一大批比你厉害的人在你周围。上了大学我才知道，一本算什么？上不了211、985，那些凭脑力劳动挣大钱的工作别想了！

屋里还是闷热得很。

汗珠沁了出来，打湿了枕头。厨师是个体力活，没锻炼过的，抓着锅把两三分钟，不累着才怪。

你要是想过得舒服点的话，赶紧好好学习，长大找工作不一定要好，但要喜欢。我爸60多了，开了个书店，也过得有滋有味的，凭着那个书店，生活幸福没问题，再加上我的工资，安度晚年能有保障。

要我说，你就应该先学好英语。那样的话，不但工作机会会多一些，出国见见世面也是比较方便的。如果你学得好，当个翻译也大有可为。

你英语没坚持下来，体育也保持不住，不成我这个样子才怪！

不说了，明天我还要上班，你也还要上学，你自己看着办吧。

石头家的亲情叙事

——丰厚特殊意义事件

引子：石头在叙事俱乐部的讲述

近来学叙事，心情好，谈兴浓。一个晚上，我和上初二的儿子毛毛趴在沙发上，开始了一段谈话。记得以前也有好多谈话都很投入，也很精彩，当时陶醉其中，浑然不知。等说完了、结束了，才恍然大悟没录音，悔之晚矣。这一次很幸运，谈话大概过了二十分钟，我突然意识到了，顺手拿过手机，偷偷录了音，随后整理成文稿，留个纪念。

其中提到的 A、B、C、D、E 都是儿子的好朋友兼同学。A 曾经很捣蛋，很苦闷，现在变化很大，知道学习了；B 一直很捣蛋，现在也是，没有改变的迹象；C 是儿子外校的同龄好友，学习成绩比较好，但是个刺儿头，远近闻名。

燃烧的石头（父亲）

2016 年 9 月 9 日晚

一、学友 A、B、C

儿子：我当初做 A 组长的时候，我俩是好朋友。我有问题的时候会问他，他有困惑的时候也会问我。我问他的主要是一些学习上的，比如作业问题，他问我的主要是一些精神上的问题，这种关系对我们俩都是互惠的。在这种情况下，哪怕我不是他的组长，我们俩的关系也非常好，几乎还和原来一样。比如跑步的时候A在那儿捣乱，出洋相，我跑过去的时候只要低声说他一句，他就乖乖地去跑步了。

父亲：意思是，A现在在学校是一个捣蛋鬼，是吗？

儿子：是的，不过最近A学习进步很大，主动性很高。比如《数学导学》，老师在讲之前他就全部做完了。

父亲：而且这不是在他父母的督促下完成的，是吗？

儿子：这我还真不知道。但是B就不同了，我觉得B有点病态。

父亲：嗯？

儿子：他就是那种就算是别人打他脸，他还是会凑过去寻求关注的一种人。

父亲：嗯——

儿子：我就觉得这有点过于病态了。他笑得很勉强，不知道他爸妈每天怎么陪他的，他爸妈每天陪他说话吗？他爸妈是不是在家里从来不和他说话？那种索求关注的愿望太强烈，简直就是病态。别人打他脸，他还要把脸凑过去勉强地笑，就是这种情况。

父亲：只求别人关注他？

儿子：唉，其实他人也挺好的，就是家庭教育不行，我不知道他爸妈是干什么工作的。

父亲：是中学老师。

儿子：忙吗？

父亲：不忙。你可以找时间和B谈谈。

儿子：以前我没有意识到，只是认为比较淘气。

父亲：现在觉得是有问题，对吗？

儿子：B和C其实都是一类人。B是用那种类似于淘气的方式来表现的，C是受到海明威的思想的影响。

父亲：硬汉思想？

儿子：对，C是那种思想，并且是那种流行式的。他每次说话，总是显得自己很潇洒。他总是说很少的几个字，仿佛不是在寻求别人的关注。其实他是非常在乎别人评价的，当他说完之后，脸上的肌肉会很紧张。但是当别人对他评价以后，就放松了。

父亲：对。

儿子：我觉得这就是一种性格的两种表现。

父亲：对，本质是一样的，表现形式不同。

儿子：C就是被道德绑架的那种，他妈妈太讲理啦，讲理到不能再讲理的地步啦，但同时对他的关注比较少。

父亲：是的，C的妈妈就是能言善辩，很会说话，说得简直十全十美。

二、减少关注

儿子：你之前也有这种嫌疑，不过自从学了叙事以后改变了很多。妈妈，你能感觉到吗？爸爸以前有那种道德绑架的嫌疑，现在学了叙事之后就没有了。我之前也有点寻求关注，不过升入初二之后，这种状况得到很大的改变。其实，豁达就是对关注的一种不屑。

父亲：是不是更多地关注自身啦？寻求自我需要的是什么。

儿子：对对对，我觉得我现在更多地关注我自己了。自从你学习叙事之后，对我的关注大大减少，同时这种减少关注又是建立在足够多的耐心上的，所以就使我对关注的需求不断缩减。

父亲：是啊，我自从学了叙事之后，对你的关注确实大大减少，但是我抱的是一种相信的态度，你是你的生命，我是我的生命，但如果你愿意寻求我的帮助，我会尽最大的努力。

儿子：这种方法不能从小就开始，如果从小就按这种方式走的话，行不通。

父亲：我感觉现在这个时机是比较恰当的，你说呢？

儿子：是，我觉得我现在也已经有了一定的自主思想和对自己未来的规划。

父亲：已经有想法啦？

儿子：是的，对自己未来的规划，我有一点儿这种想法啦。

父亲：我原来就很纠结，那段时间你——

儿子：不好好学（笑），初一上学期的时候，你那时正好开始学习叙事。

父亲：减少关注，原来是假的，现在成真的了。

儿子：呀呀，我没感觉到，可是你学习叙事后对我确实产生了影响。

父亲：我学习叙事之后，发生的是内在的变化，不是外在的变化。

儿子：我能感受到这种变化对我的影响。

父亲：自由啦，是吗？

儿子：对。我现在有个自行车，有手表，有个包，还有MP3。你知道吗？我原来想象的大学生活就是这样，想干啥就干啥，在大学里有足够的自制力去学习，并且我还有一定的自主权。这就是原先我对大学的印象。对，有这么一种情结，很美好的情结，现在已经提前很多年实现了。

父亲：现在就是那样的一种生存状态？（笑）

儿子：对的，对的，所以很舒服。

父亲：现在也不能天天如此吧，起码周一到周五要上学，周末和寒暑假可以是这个样子，你想要的那种状态。

三、心里有底啦

儿子：在学校里，我人缘相当好。

父亲：嗯？

儿子：原来没有现在这样好，真的哦！原来心情不好，还要给同学冷眼，或者偶尔闹闹矛盾。自从我对关注的需求缩减之后，我的人际关系一下子好起来了。不怎么刻意表现了，人际关系反而更好了，好像那种过度的表现会让别人认为我这个人是带着刺儿的。

父亲：也就是说，你现在用更多的时间去考虑自己的感受和需要了，花在别人怎么看自己上面的心思少了，是吗？

儿子：是。比如在成绩方面，我过去确实不太自信，现在我觉得我各个方面都很强。因为我发现我自从不再寻求关注以后，我的学习效率更高啦。

父亲：嗯！

儿子：今天早上的自习，除老师讲话占去半小时，剩下的20分钟我背了很多东西，我就一个人在那儿死死地念、背，记住了好多东西。现在和别人说话，我也不再抱着什么外心，可以说是变得更真诚了。包括我现在和D说话，也是一样，很简单。比如她说"谢谢你"，我就笑笑，也不说不客气。但是当别人给我东西，我一般都说"谢谢"。就是不做作了，或者说那种做作少了。

父亲：对！

儿子：比如某个老师把我叫到办公室，即使老师一直看着我或者是瞪着我，我也不会不自在，我想怎样就怎样，随性而为，但我仍然是尊敬老师的。因为我尊敬老师，所以我随性而为，所以我要在行为上尊敬老师。这样就很好嘛！这就脱离了原来的那个死循环。

父亲：嗯，爸爸是不是可以这样总结你的想法：你的这种活法越来越接近于——为自己而活，活得越来越真实。

儿子：哦，对对对！我觉得我现在就是脚踏实地了，心里有底啦。我原来心里真没底，相当没底！

父亲：嗯。

儿子：现在我玩笑开得少，也不需要因为过多地寻求关注而去刻意地开玩笑，只有在我真正觉得特别好笑的时候才开玩笑。恰恰就是这种情况，我的人缘反而变好啦。

父亲：感觉到比较奇怪吗？

儿子：现在想想，也不奇怪，其实不做作了，自然就让别人舒服一些。原来想要表现得十全十美，反而让别人感觉不舒服。

父亲：别人可能感觉不真实。

儿子：就感觉你很做作，很虚伪。

父亲：嗯，对。

儿子：我现在就感觉自己能摆脱这个怪圈啦。

四、我腰站直啦

父亲：摆脱这个怪圈啦？

儿子：嗯，是的。像现在老师给我加点作业，如果老师真的加的是那种不合情理的作业，我肯定不做。如果老师对我说，你有这个能力，多做点，这我可以写的！但我不会因为老师的威严，或者她和我妈妈（注：妈妈是儿子的物理老师）是同学或同事，我就完成不合理的作业。因为我不需要写，没有必要写，我也不应该写这作业，我本来就没有这个义务。我不写，不写就是不写。

父亲：嗯。

儿子：我还发现我现在可以更加善意地去理解别人了，包括老师。我感觉现在上课，老师对我的那种批评的眼光少了。

父亲：是不是有这种可能，老师的眼光没有发生变化，而是你理解它的方式发生了变化，或者说，因为自己从容自信了，就感觉到别人的眼光也是善意的？

儿子：哦，哦，很有可能。我现在也站得直了。哎！妈妈，你发现了没有？我站直啦！

父亲：我发现啦！

儿子：我腰站直啦！我发现我比E高啦！

父亲：你比E高了，就说明你腰站直啦？（父子相视哈哈大笑）

儿子：因为我感觉我原来比他低好多，这次开学后我突然发现我比他高了。

父亲：E没有纳闷吗？

儿子：他说我本来就比他高，我说我原来没有你高啊。（儿子大笑）

父亲：这就有意思啦！他原来认为你比他高，而你认为他比你高，到底怎么回事？

儿子：我俩原来没有讨论过这个问题，看来感觉和事实不一样啊！（大笑）

父亲：原来腰弯着，你比他低；现在腰忽地舒展开了，你比他高了。哈哈哈哈哈！

儿子：我感觉我身体舒展了，心情也舒展了，过得挺不错的。你也不需要担心，不要管。也许你一赞扬，我反而变差啦！（笑）

五、活得优雅

父亲：谁赞扬你啦？

儿子：你。好啦，不说了。你有底了没？有信心了没？其实你就不需要底，但是——

父亲：有底啦。

儿子：人不可能真正达到叙事那样高的境界的，人不可能即时变换眼光，所以说你还是需要有底的。

父亲：有底啦！有底啦！特别是你刚才一说，好有底！

儿子：我发现自从过了这个暑假，我整个人都变啦！

父亲：人舒展啦！

儿子：我的声音、我的语气、我的说话方式，都变啦！也不啰唆了。我觉得与我看古龙的小说也有关。

父亲：跟古龙还有关系啊？

儿子：有很大关系的。

父亲：跟爸爸讲讲。

儿子：你看过古龙的书吗？

父亲：没有，我过段时间可以集中看看。

儿子：你也可以不看，想看就从《小李飞刀》开始看。

父亲：嗯！

儿子：古龙的书写得让我很震撼。

父亲：哦？

儿子：他写的大部分人物都是一个人格。

父亲：他是不是就是按照人格来构造人物的？

儿子：人格加背景等于故事，再加上一些随机的客观事件，相当洒脱。别人跟你有仇，你跟他无怨，你说这是啥情况？对我很震撼。我说的可能还是比较粗俗，真正看的时候绝不止是这个情况。

父亲：是不是写得非常细腻、生动？

儿子：不止是细腻，完全是一种质的不同，主人公活得就非常优雅。

父亲：活得很优雅？能给爸爸举个例子吗？

儿子：一下子举不出来。

父亲：爸爸能感觉到过了这个暑假后，你已经变得优雅起来了。

母亲：与学自行车有很大关系。感觉明显长大了，整个人非常放松，从容淡定，非常自信。初二暑假再学一项新的技能，比如打篮球，可能又会上一个档次，拥有更好的样貌。

儿子：是吗？（脸上是幸福的微笑）

六、满足购物欲

父亲：对于毛毛的这个巨变，我和你妈妈探讨了两三次。

儿子：我还想到一件事，我觉得我的转变与暑假里购物欲的满足也很有关。

父亲：你感觉这之间有啥关系？

儿子：你知道吗？通过这次购物，我给我自己配备了好多我想象的未来生活中的许多元素，比如自行车、包、手表、MP3等。以前这些东西对我来说都是奢侈品，并且是我无法使用的奢侈品。但是现在这些东西进入我的生活之后，我的生活一下转变了。爸爸，你觉得花了这么多钱买这些东西，值不值啊？

母亲：值啊！

父亲：值，爸爸说句心里话，翻十倍我觉得也值。

儿子：我觉得现在我的生活学习状态完全变了。想想以前，如果把学校比作一个社会，作业比作生计的话，我是战战兢兢，时时刻刻都处在为生计发愁的状态，就是个小市民。但是现在我觉得我成了一个艺术家。

父亲：对，有这个意思。

儿子：我成了一个好像在酒馆里拉小提琴的艺术家。

父亲：或者是一个儒雅的读书人？

儿子：不是儒雅，我对这个儒雅不赞同。

父亲：是一个自由行走的读书人？

儿子：你在录音？

父亲：嗯，今天是第一次。刚才我意识到今天的谈话特别精彩，我就决定录下来，一会儿我们睡下了放开听听，给大家一个惊喜。（尴尬地笑）

儿子：没事没事，挺好的！

父亲：呀，毛毛，刚才你说的这一点是对的，爸爸小时候曾经有过这样的经历。

儿子：啥？

父亲：爸爸小时候家里比较穷，上高中的时候来到县城，特别想要一辆自行车，可是家里太穷，买不起，后来有个亲戚给了一辆破破烂烂、锈迹斑斑的车子。不过爸爸还是修了修，骑着它去上学。终于有了车子啦！城里的学生家庭条件一般都比较好，要么是崭新的自行车，或者骑的是摩托车，我这个烂车子让我自惭形秽，感觉抬不起头。最忘不了的是放假的时候，每次都要等到他们都走了，我才进车棚推起我那破烂的自行车，骑着回家。其实我当时学习成绩好，有才华，是他们很多人羡慕的对象呢！

妈妈：我也经历过。记得上初中的时候，我在灶上吃饭时用的是一个小碗，一勺子饭盛不下，总是溢出来。后来，邻居家的奶奶给了一个粗瓷大碗，盛一勺子就只够一个碗底，好重好重啊！全校就我一个人用的是这样的碗，心里极不舒服，看人的时候都不敢跟人家对视。

七、沙漠温泉

父亲：这种事情给人的影响不仅仅是痛，甚至是耻辱。压抑之后，它们会以别样的方式显现出来，比如走路弯腰、不敢与人对视等。所以到了毛毛上学的时候，我就非常注意这一点，不知道毛毛为何还是会有类似的感受。其实你所要的这些东西，对爸爸妈妈来说并不是很贵，甚至乘以十也还是能够轻松满足你的需求的。

儿子：精神状态。我有这种感觉，周围的生活设施或者配套设施影响人的精神状态。

母亲：对对，就是。哎呀，毛毛，你体会到啦，我当时只知道不舒服，但是没有这么清楚地意识到这个关系。

儿子：嗯，贫穷的巨人很少。

父亲：对。

母亲：就是说有时候，物质也能决定精神。

儿子：但是有一种情况，我刚去新思维上课的时候，见过一个人，还是一个小男孩，手里拿着iPhone 5，当时我很羡慕他。但他用得很不好，整个人的精神面貌也是萎靡不振，所以我感觉我现在虽然物质条件比他要差一点，但是我整个人的精神状态要比他富有很多。

母亲：是的，物质和精神还是必须匹配的。

儿子：原来我把富有理解为一种优势，觉得富有这个词有点过了。现在我精神上比他富有，觉得这个词一点儿也不过。富有也可以指精神状态。

父亲：嗯。

儿子：你们想象一下在沙漠里行走，皱纹里塞的都是沙子，用手抹一抹，沙子就会扑簌簌地掉下来很干很干，毛孔堵塞着。然后，你突然泡进很干净的温水里，上面有白色的泡沫，还有一个救生圈，你会自然而然地浮起来，就是这样一种感觉。你的毛孔马上就舒展开，那些干净的水进入你那些干涸已久的皮肤，精神状态转变的时候，就是这种感觉。

父亲：对，对！

儿子：我觉得我以前想不通那些老师可以两三个小时一直在那儿讲，现在我能理解了。确实，如果精神状态好到一定程度，是能够改变很多东西的。

父亲：对！

八、自信与自嘲

儿子：现在我也相信了，比如说在战争中，良好的精神状态能给军人带来很大的能量提升。一个战战兢兢、畏畏缩缩的军人，和一个奋发向上、努力拼搏、信心满满的军人，他们爆发出的战斗力是完全不一样的，包括体力，包括耐力，绝对不一样。我现在运动的时候体会非常明显。以前早上我跑步老是弯着腰，总怕踩了前面的或者后面的同学，现在我一点儿都不怕了（起身示范如何跑步），现在我只看前面，不看脚下，即使踩了谁的脚，我也不管，反正我就是按照我的步伐和节奏跑，一直向前。而被踩的人就会主动地加快，实际上他只要主动，有这个意识，我也不会踩住他的脚了。我不知道是不是巧合啊，现在我们家里各种各样的因素，都在促使我变得更加自信。我不知道是不是你们故意的啊。

母亲：没有故意。

父亲：没有故意。

儿子：我一边读着《甲午战争史》，一边看着《李鸿章传》，有非常奇妙的体验。

父亲：是吗？（瞪大眼睛）

儿子：碰巧老师讲黄海海战，我在看《李鸿章传》时，突然感觉非常奇妙，历史好奇妙呀，我第一次意识到历史是由人构成的，也是由人来书写的。

父亲：哇，这个体验太宝贵啦！从历史中看到了人，就有意思啦。

母亲：我是看了龙应台的书，才知道历史的这个秘密的。

儿子：真的啊！我觉得李鸿章真是可惜，实行洋务图强，却依然无法改变中国落后的现实，你说李鸿章到底应该感到悲伤还是高兴？此外，我以前因为自己的能力不足，当时为了寻求关注，遇到许多东西都被我拿来自嘲。

父亲：嗯？

儿子：我不知道为什么觉得自己性格里不知不觉地就被贴上了许多这样隐秘的标签，是我自己贴的，我觉得这些标签对我的影响特别大。人一遍又一遍地说像这样类似于自嘲的开玩笑的话，说多了，感觉自己会受到潜移默化的影响。

父亲：时间长的话，假的也成了真的了，弄假成真，是吗？

儿子：哦，对的。比如我很胖，这个胖的标签就会造成我自己不再努力。因为我胖，所以努力也没用，努力也没啥意思，难道还能再胖一点儿不成？

父亲：我记得你以前好像说过还有做鬼脸啥的，算吗？那种做鬼脸逗乐，是不是想通过这种方式掩盖自己的一些什么东西？

儿子：哦——（思考状）

九、断层被衔接

父亲：毛毛刚才谈的这个问题，好深刻！

母亲：这些好像我当年也有点体会，不过当时没有意识到这是问题，特别是说不出来是为什么。

父亲：毛毛幸运在哪里？我觉得是不是与他看了很多书有关？

儿子：爸爸，我觉得这些书中所写的东西，和我当时所具有的生活属于两个层面，差了很多。一个层面是我自己的生活方式，一个层面是书中所描述的世界，这两个层面是完全不同的，存在着巨大的差距或断层。

母亲：就好像精神在上面，物质在下面，中间是断的，有断层？

儿子：有点这种断层，好像也不能说是完全断层。比如说余秋雨吧，他在我的感觉中是把学术观点用散文的形式表达出来了，包括我看他的那些书，比如对大学校园生活方式等的描述。当时就想，特别羡慕那些能旁听的学生，能够旁听自己喜欢的课，而且自己又具有一定的知识基础，可以做到心里有底，可以随意听自己喜欢的课，不用想那么多。我觉得这是一种非常幸福的生活，这就是我以前所梦想的一种生活方式。而我当时的生存状态是战战兢兢、畏畏缩缩的，这个断层真的是非常厉害。

父亲：现在呢？这个断层发生变化了没有？

儿子：在生活方式上这个断层被衔接上了。

父亲：被衔接上了？实际上，咱家的经济条件并没有发生变化，为什么以前断层非常明显而现在就衔接上了？

儿子：我觉得是因为我现在能力强了，比如会骑赛车啦。

父亲：也就是说，运动这个短板曾经让你把自己放得很低，只能仰望书中的生活，是吗？

儿子：仰望和震撼！

父亲：看了很多，懂了很多，也很向往，但是，觉得这些都不是自己的生活？

儿子：嗯。

父亲：是不是可以这样说，暑假骑赛车仅仅是一个契机，人实际上还有很多领域需要突破，每突破一个新的领域，精神世界就会拓展并且丰富很多，人就会上一个档次，自己明显感觉就踏实了很多。你再开拓一个新的领域，又会重复这样一个激动人心的变化。

十、精神飞跃

母亲：我观察到你爸爸两次非常明显的精神上的飞跃。第一次是上大学做产品推广的那段时间，整天累得人黑瘦黑瘦的，但是两只眼睛发出令人震撼的光芒。第二次是开始学叙事，遇到豆豆老师，感觉整个人变得通畅、柔和但是很有力量，特别是眼睛，有种特别让人印象深刻的光芒。

父亲：特别是跟窦老师（豆豆老师）学习以后，我确实发生了很大的变化，外在的也许也有，但是更大的变化是内在的，我能体会得到。我以前看了好多书，但是看了不能为己所用，时间久了，人有时候就会泄气。幸好是个爱好，歇歇，然后还能继续看，不过始终对此有困惑。这次跟窦老师学了叙事，我发现叙事太好啦，叙事让我感觉到我以前所看的每一本书都没有白看，一下子盘活了我所有的资源，所有看过的书都成了我的养分，就是这样一种感觉。

儿子：我发现你学的心理学都是对社会的一种模拟，模拟和生成。

父亲：啥意思？你再多说说。

儿子：那么我问你一个问题，以前你为啥要学习心理学？

父亲：我学心理学，最直接的出发点就是我觉得我不通，被什么东西阻隔着，感觉我的潜能没有办法发挥出来。

儿子：是不是说，因为我不悟，所以我要学。

父亲：你说悟，我觉得自己现在还达不到那样的水准。也可以这样说，以前我感觉到心里有一些心结无法解开，另外，最明显的感受就是感觉到自己不通，所以我就不断地学习。我总期待着有一天，通过学习解决我所有的问题。因为我坚信学习一定能够让我通，并且让我应有的能力发挥出来。这次通过学习叙事，我感觉找到了出路，现在有通的感觉，但是觉得自己水平还不是太高，需要继续努力，不断进步。

儿子：爸爸，我再问你一个问题，你觉得自己通了，是吧？

父亲：嗯。

儿子：你觉得你以前学习心理学，你有哪些转变？

父亲：以前学习心理学，纯粹出于兴趣。其实也是抱着了解自己这样一个目的。

儿子：那么了解了没有？

父亲：不能说完全了解了，但是确实起了作用，非常重要的作用。

儿子：那你觉得学了叙事之后，这种用处为什么会增大？

父亲：我觉得叙事这个方向是对的，叙事属于积极心理学。我不喜欢整天都沉浸在这个病那个病当中，我的目的不是为了治病，而是为了发展个人。

十一、叙事可美了

儿子：发展个人的心理学很少见，是吗？

父亲：也不是少见，其实每种心理学也许刚开始着眼点都是让人发展、生活得更好的。

儿子：我见到的心理学，在咱家里有的书，好像都是与各种心理疾病有关的。

父亲：爸爸觉得你主要是没有细看的缘故。

儿子：你肯定这些都很积极？

父亲：学习心理学能够开发人的潜能，促进人的发展。

儿子：促进人的发展？

父亲：我分享我的一点感受。实际上人认识自己的过程是一个无穷尽的过程。你对自己的了解越丰富，你的心灵就越强壮；你对自己的了解越单调，你的心灵就越脆弱。比如我自己写的最得意的一句话："叙事能让世界的一切展开，透明、丰富、辽阔、前所未有。"当面对一件事，如果不是从叙事的角度，而是从平常的角度来看，就会觉得，这有什么，但是通过叙事的放空、好奇、解构，就能对这件事抱以好奇，才会去研究它，也许真的就能发现一个全新的世界。还记得那次，咱俩上完窦老师的课回家的路上，你说"窦老师能够挖掘事件的细节，然后把它变成一片风景"，我说的就是这个意思。另外，我觉得叙事看待人和事的这种心态，能够让平淡的生活丰富起来。

儿子：嗯，是！叙事对我触动最大的是，叙事认为每个人都是自己生命故事的作者，都是面对自己生命挑战的专家，都有充足的资源来应对自己生命中的困难。

父亲：是吗？

儿子：我喜欢叙事的切入点，来自豆豆老师讲的一个故事，不知道你还记不记得？说的是有这样一个老师，在要讲公开课之前非常非常紧张、焦虑。当窦老师问她，以前是否有讲好这种课的经验？这个老师想到以前确实有过，于是变得很兴奋、很自信。我就是从这个故事中体会到叙事可好啦，可美啦！

父亲：嗯！

儿子：因为这个故事让我想起来自己的许多类似的事情

和想法。我以前做过的许多事情都能和这个故事、这句话联系上，叙事解答了我很多的疑惑。就是从这一点上，我觉得叙事非常美！

十二、真诚的谦虚

父亲：能给爸爸举个例子吗？

儿子：当时我就是通过这个才理解了放空和好奇的。你知道为啥当时我问你关于放空的那个问题吗？因为你先前所说的一点儿也不像我所想象的放空，所以我才要问你你所说的那个放空是什么意思。

父亲：我说的哪个放空？

儿子：记得你当时说放空才能让自己进步什么的。

父亲：你理解的放空是什么？

儿子：放空就是让自己谦虚，然后好奇地去问。我原来就是这样理解的。

父亲：你现在认为放空是啥？

儿子：我认为还是这个。你当时一直在逃避，我问你什么是放空，你就说"只有放空才能进步"。

父亲：我那几天其实对放空的理解还处于混乱状态，所以才会避而不答。

儿子：我觉得你当时说的放空就像朝圣一样或者像做礼拜一样。（笑）在我看来，放空对你来说是很积极的一种东西，能给人带来非常多的好处，但就是不知道是什么东西。

父亲：现在我给你说说放空吧？我感觉我现在对放空比较理解啦。每个人都生活在现实生活中，比如在和你谈话的时候，爸爸首先要做到放空。当听到你说你今天遇到一个什么什么问题，爸爸如果不放空的话，你刚一说完，我就会说：那有啥？好办！你可以这样那样去做！怎么这么大了连这也不会啊？这样一来，你一定会很不舒服，至少不会给你积极的力量。为啥？因为我没放空，自以为我比你懂得多，水平比你高。

儿子：这还不是谦虚？

父亲：哎！我是说我是怎样理解的，你可以用谦虚这个词，但是我不想用。

儿子：为什么？

父亲：因为我不喜欢谦虚这个词，我觉得人要活得真实，谦虚有点儿虚伪。我不一定不如你，但是我就是放空，就是想听听你说。每个人都是面对自己生命挑战的专家，你是你生命的专家，你遇到问题了，你本身就有资源。

儿子：等等，让我理一理。那个谦虚是主观的——

母亲：前面加上真诚。

儿子：如果我说放空是一种真诚的谦虚，怎么样？

父亲：真诚的谦虚，行！放空就是一种真诚的谦虚。谦就是谦卑，虚就是空，放空就是我很谦卑地把我的观点放下，听听你的想法，看看你是怎么回事。

儿子：就是把我的想法放下，空了，然后把你的想法装进来。

父亲：嗯，不虚不空就没有办法听进去别人说的内容。

儿子：有点累了。

父亲：好，是不是停下？

儿子：停了吧。

父亲：好。

丰厚特殊意义事件

重写的重要技巧之一，是丰厚，即丰厚特殊意义事件。

当来访者看到自己宝贵的地方时，那正是特殊意义事件灵光一闪的时刻，不可轻易放过，需要紧追不舍，进行丰厚，使它更加立体、生动、有力量，还可以引发新的故事。

上文中父亲的一些问话，就在不断丰厚儿子的特殊意义事件，还有事件背后的丰富意义。如：

"硬汉思想？"

"已经有想法啦？"

"自由了，是吗？"

"你怎么发现你腰站直啦？"

"活得很优雅？能给爸爸举个例子吗？"

"你现在认为放空是什么？"

这些问话，营造了好奇的、欣赏的、支持的氛围，不断引发儿子进一步的回忆、思考和描述，儿子的特殊意义事件越来越丰富，思想的空间越来越大，新的感受、想法、情绪连续不断地显现，精彩纷呈。

叙事的丰厚，丰厚的既是一个个具有特殊意义的事件，构成行动蓝图，更有这些事件背后一连串的特殊意义，构成意义蓝图。

行动蓝图是把特殊意义事件的细节串联起来。这些细节包括：什么情况？什么人？发生在哪里？什么时候？怎么样？行动蓝图既可以是行动，也可以是想法或表达，让来访者从自己的故事中看到自己的辛苦、努力、不容易等特质。

意义蓝图，是指在不同的时空，人们透过行动的表达赋予的意义是什么，把这些意义串联起来，就形成一个意义蓝图。

当行动蓝图和意义蓝图不断交织呈现，新故事就越来越丰富，来访者内心就会不断升腾起新的希望和力量。

见证与反馈

翼城吕学慧：

今晚系统细致地听了你们父子的谈话，羡慕、感动、惭愧。

羡慕你们一家人能安心地坐下来，互相倾听和讨论，彼此释放心声，坦诚交流学习、思想、成长、往事、收获……这样的家庭氛围多好啊，互相分享，互相交流，羡慕！

感动于你坚持不懈的学习，终有收获，叙事解开了你的心结，点燃了进一步学习的热情！也感动于你们辛苦培养毛毛，毛毛精神上的富足让他不再艳羡iPad，而因自己读书学习等精神上的收获倍感自信，还有他对自己以后及大学生活都有所规划和设想，我认为这是最难得的，精神强大的人可以有勇气去面对一切，祝贺毛毛的强大！我甚至能想象五年后你们家传来的捷报，继续坚持，只等来日！

同时，我自感惭愧，我既走在学习的路上，也走在焦灼的路上，女儿给我出了一道难题，提出了一个挑战，也许我应该感谢女儿，让我在面对她的问题时走上了心理学道路。

今晚从你们的谈话中，我学到一个观点，即关注自身的需求，就不会在乎别人的看法。我想以此为切入点，告诉孩子们，在学校里要关注自己内心的需求，体会他人的需求，增强内心的强大，而不必在意别人说什么，让孩子们走出自责和内疚的圈子思维。

叙事俱乐部第三期伙伴们的见证

流星：

听到石头老师说跟孩子交流的时候有点吃力，我觉得孩子是跟我们同一个档次，是一起跟爱君老师学习的同班同学。

孩子对他同学的观察很细致入微，能发现同学的一些行为是过分寻求关注，并能运用独特的词汇表达，让我很佩服。孩子很有大师潜质，如果他愿意从事心理工作，恐怕将来一定是个心理大师，一定会非常棒！

孩子独特的思想跟他平时的读书，包括爸爸对他的引导，都有很大的关系。爸爸用心，坚持学习心理学，不断改变对待孩子的态度，更加信任孩子，孩子也因此获得了力量。

石头老师的坚持学习也带给我坚持学习叙事的力量，我在自己的工作中已经开始有意识地运用叙事，但在生活中的运用还很欠缺。相信我通过不断地学习，可以把叙事更好地运用到生活中，说话让人觉得更舒服。叙事很接地气，适合所有的人，不管是在学习还是在工作、家庭中，叙事都是很有力量的。

爱君：

很感谢流星，对石头老师有很多共鸣，也在给我们照镜子。

石头老师学叙事短短几个月，陪儿子能陪得那么好，陪出了孩子那么丰富、精彩的许许多多的能量，我们似乎看到了未来的一个大师，我也不知道会不会是心理大师，也有可能是别的领域的大师。我觉得无论孩子未来从事哪个领域都会很优秀，因为他跟爸爸妈妈的交流已经初露端倪。他能够找到生命的那种最佳的状态，他能够找到泡温泉的感觉，穿越沙漠泡温泉，能找到那种全神贯注拼命地背书——20分钟背好多好多——的状态。还有好多好多细节，我都很感动，我们一起不断见证孩子未来的美好前程。

石头老师讲述的故事，是穿越时空的见证：10年、20年后，孩子重新再来看这些故事，看到爸爸记录下的一家人的讨论，还有我们房间里老师们所做的见证，他又会怎么看这一切呢？这是我最好奇的地方。

小马：

我注意到石头老师多次用到"引导"这个词，一直鼓励孩子谈自己的想法，感觉石头老师是在用叙事的"把来访者看作自己生命的主人"去陪伴孩子，激发孩子自己的想法，而不是用父亲的权威去告诫。这让我想起了一句话："孩子是我们死后还要活很久的人。"

傲雪无华：

爱君老师好！石头老师好！大家晚上好！因为孩子学跳舞，我今天来得比较晚，所以，如果有说得不对的地方希望大家能更正。我很荣幸，也特别高兴能为石头老师做见证。

首先，我感受到石头老师他们一家三口十分温馨，这正是我特别向往的、也想在家庭里面营造的氛围。一家三口的对话有力量、有内容、有情感，特别好，特别令人羡慕。

其次，石头老师说，他平时在和儿子的对话中，觉得有一些问题答不上来。我前面听得不是很清楚，但感觉石头老师的儿子特别优秀，我没听出有什么问题，并且我觉得父母的榜样作用是无穷大的。（麦里忽然传来孩子奶声奶气的童声）一家三口都把叙事作为自己的生命态度，各种状态都越来越好，很棒。我觉得石头老师的儿子，就像前面爱君老师说的，不论做什么，一定都能做得很好。

第三，我再次感受到爱君老师的力量、叙事的力量。（麦里再次传来奶声奶气的声音）

爱君：

孩子的声音好好听啊，很萌、很嫩、很润——滋润，听着很舒服的。你把麦关掉了，好可惜呀，我们还想听，哈哈！陪完孩子，欢迎你回来。如果没有马上回来，就请另一位要发言的老师上麦。

（听雨打了"2"，表示申请上麦）

傲雪无华：

爱君老师、听雨老师，不好意思，我接着先说完了再请听雨老师上麦。

第三点我感受到的是爱君老师的力量、叙事的力量。前面我也看到，跟着爱君学叙事的伙伴都称爱君老师为天使、魔法师，我现在也特别有这种感受，真的天使、魔法师能改变一个家庭、一个人的走向，让大家带着重新找到的资源，带着重新找到的力量，走得越来越好，去开始崭新的生活。同时，还会不知不觉中带领和改变某个人或者某家人的命运，令人震惊。

最后，也正是因为前面对石头老师的见证，还有爱君老师的天使魔法师的力量，更加坚定了我要好好学习叙事的决心和信心。平时我也会运用一些叙事的知识，尤其是在和女儿的相处方面，可能学得不是特别好，但一定会继续学习，我也有信心在爱君老师的带领下，能够学得越来越好。

前面有一次和流星老师、石头老师在这个房间里聊天，说到我和女儿相处的故事。女儿早上困得起床起不来，我有一天突然想到了叙事的方法，就问女儿这个"困"像什么？她一开始说像蟑螂，想摆脱却摆脱不了，后来说像小兔子，纯洁、可爱、听话。那么我们需要起床的时候，就起床，让小兔子自己玩；需要睡觉的时候，就让小兔子来陪伴我们一起睡觉，这样就很愉悦地解决了早上困、有起床气的问题。在这里很感谢爱君老师。

前两天，我女儿在幼儿园发生了一件事。她刚上大班，和同学们相处的时候发生了矛盾，她就用牙齿咬了别人，别人也用牙齿咬了她。回家之后我就用叙事的态度和她对话，问她牙齿是做什么用的……在这里不多说了，总之，我用叙事的态度解决了和女儿相处过程中很多的难题，特别感谢爱君老师。

今天也特别感谢石头老师的分享，给了我很多的力量。谢谢！谢谢大家！请听雨老师上麦，我下麦了。

听雨：

石头老师和儿子的交流太精彩了，我很羡慕。孩子将来会成为大师，现在是大师宝宝。

孩子很好奇，问爸爸：你以前学心理学和现在学心理学，带给你的影响有哪些不一样？石头老师说，学了叙事以后进步更大些。孩子又问：学了叙事怎么就进步大了？……一步步问下去，太好了！这样孩子在成长，也促进了父母成长，一家三口在抱团成长。

孩子能走到今天，能这么自信，这么积极，身上拥有那么多好的特质，让我想到，每个孩子在小的时候，都分辨不出谁更好，为什么石头老师能培养出这么好的孩子？从上面的对话能看到，石头老师在非常用心地呵护孩子的心灵。这让我联想到，我学了叙事之后，和儿子之间也有很多很精彩的对话，但我没有记录下来，石头老师真的是非常用心，录了音，还整理成文字。

他不糊弄孩子，对于孩子提出的每一个小困惑，或者好奇的小问题，都会努力去寻求答案，尽量给孩子最真诚、最贴心的回应，所以我觉得石头老师非常了不起，在孩子那里下了很大功夫。我跟爱君老师学了两年多，而石头老师跟爱君老师只学了短短的两个月，这种变化是飞跃，我现在要开始向石头老师学习了。

非常感谢石头老师！

风之舞：

我觉得今晚的分享可以叫作：石头老师家浓浓的叙事情。

石头老师今晚的讲述时间很长，但我没有听不下去或者烦躁的感觉，而是身临其境带着强烈的画面感在听。我在爱君老师的叙事工作坊中，认识了石头老师和他家的小毛毛，我觉得小毛毛特别可爱特别聪明，当时石头老师说小毛毛是"问题宝宝"，因为小毛毛在生活中会经常提问，满怀着对世界、对生活的好奇和探索。

第一点，石头老师很会叙事。记得在一次讨论中石头老师说自己不会讲故事，请教大家如何能把自己的故事和感受讲清楚。今天听完石头老师一番讲述之后，我觉得石头老师讲得特别好，特别流利，而且很善于观察，注重细节，我想把这一点反馈给石头老师。

第二点，石头老师家浓浓的叙事情。我感受到在石头老师讲述的过程中，这个家庭流动的是浓浓的、暖暖的叙事之情。石头老师带着丰富的情感在讲述，很真诚、很热情，我能感受到这个家庭的温暖，是叙事带给石头老师家暖暖的改变吗？我想没错，是叙事带来的。

　　石头老师讲到，叙事让他变通了，好像石头老师以前所学到的东西，连带待人接物、与儿子相处等这些都经由叙事这个点引发和绽放了那个"通"，感受到石头老师全身都通畅了。

　　再有，这个家浓浓的叙事情也是小毛毛带来的。每一次小毛毛对爸爸的问答，很可爱也很真诚，在与爸爸妈妈的交流过程中没有怕爸爸妈妈不接受自己，没有不敢讲，而是勇于表达自己的一切感受。

　　在石头老师讲述的过程中，也能感受到小毛毛的叙事态度。比如说，小毛毛和石头老师关于学习心理学的讨论，对爸爸似乎进行了一次访谈：你以前也学习心理学，现在也学心理学，而且学了叙事之后，好像带给爸爸的用处不一样了？小毛毛让爸爸有机会探索这个不一样的用处在哪里。

　　"促进人的发展是什么？"小毛毛用这样的问话引发爸爸的思考，使石头老师对促进人的发展又有了新的理解，这一段话给我们带来的是叙事的温暖和乐趣。

　　还有关于"如何理解放空"的讨论，这一段对话也非常精彩，让我们看到了叙事让生命故事在流动。在这一段对话中，父子两人都怀着好奇的态度，一来一往的对话把那个"放空"解构了，讨论出来后，让我们也看到了什么是"放空"，对我们如何去给别人讲"放空"有了一个借鉴，多了一些经验。

　　在这个家庭叙事元素中有一个很跳跃、很温暖的小火苗就是妈妈。石头老师在讲述中会提到"妈妈会怎么说"，我感觉到妈妈有着一双智慧的眼睛、一双欣赏的眼睛。在爸爸和毛毛的对话当中，妈妈会说：哦，对呀，我发现是骑车带给你的力量吧？你学会骑车之后，就很有劲儿啦，很有精神啦，等等，妈妈这个见证的作用发挥得很好，听到妈妈这样说后，小毛毛跟爸爸谈话的氛围更好了，好像妈妈的见证是个推动。

石头老师的讲述中，充满浓浓的叙事情，那种畅谈、那种探索、那种好奇和那种无可比拟的沟通方式都让我特别感动，它也给我们提供借鉴，让我们思考如何用叙事的态度同孩子去沟通。

我也学了很长时间的叙事了，但是我的沟通里还会带有批评、指导、建议。今天下午，我同以前练功班的芳芳老师聊天，谈到了我们在沟通时还会不自觉地进行指导。芳芳老师讲到，这段时间没有跟爱君老师学叙事，没有练功，觉得都不会用了，后来又把原来的练功录音拿出来听，感觉非常好，非常享受，想着要不要再加入到我们的叙事俱乐部里来。芳芳老师说在离开叙事之后，和孩子的对话好像不那么流畅了，自己的指导、建议也出来了，少了很多叙事的好奇。

今天，石头老师的分享给了我们很多的启发，在这里也特别感谢石头老师！

石头老师对团队见证的反馈

对流星见证的反馈：

听了流星甚至用"大师"这样的词来表达对孩子的肯定、赞扬，这让我更加相信孩子或者说更加坚定了我对孩子的信任。儿子、我和大家都是爱君老师的学生，这让我有一种异样的感觉，让我更加愿意发自内心地去平等地对待儿子，这对我而言是一个极大的触动。

流星提到我儿子观察细致入微，这一点确实让我刮目相看。很长时间以来，儿子在考试中，常常是简单的题做错，难度大的题反而能做对，这让我对儿子有一个思维定势：儿子观察力不是太好并且太粗心。

还有就是流星说在她听了我的分享之后浑身充满了力量，这一点让我更加坚定了学习叙事、并努力把叙事融入到日常生活中的决心。谢谢流星。

对爱君老师见证的反馈：

爱君老师看到了我儿子的很多优点，并预言儿子无论将来从事何种职业，都能成为这个行业的佼佼者。这一点强化了我对儿子的信任，也使我更加坚信叙事所坚持的：每个人都是自己生命故事的作者，都是面对自己生命挑战的专家，都有足够的资源来应对生命中的挑战。

爱君老师还提到，把这个分享故事纳入书中，对儿子以及我们这个家庭来说是一种超越时空的见证。这句话对我的触动是很大的。我也想象了一下，如果20年之后，回头再来看昨晚的分享的话，肯定会有非常特别的意义。通过这样的分享，我也看到了我的所作所为——把这次家庭的谈话录下来，整理成文字稿，并在这里做分享——具有重要的意义。谢谢爱君老师。

对傲雪无华老师见证的反馈：

傲雪无华老师谈到这次分享，对我们一家三口来说是一个温馨的时刻，她感到有力量、有内涵、有情感。哇！这三个词——力量、内涵、情感，对我的触动很大，能够给我力量，并且让我对我的家庭更加热爱。

第二点就是傲雪无华提到的，无论做什么，我的儿子都能做得很好。这一点肯定能给到我力量，如果儿子听到老师们这样认可他的话，对他而言无疑是一份非常宝贵的礼物。嗯，相当宝贵的礼物！

傲雪无华老师谈到我的分享能够给到她力量，其实，她的见证对我而言同样如此。我的分享让傲雪无华老师有了这么多的触动、收获和力量，反过来，这也坚定了我学习叙事的信心，这是一个相互的作用。谢谢傲雪无华！

对听雨老师见证的反馈：

首先听雨老师送我儿子一个"大师宝宝"的雅号，这个称呼很有意思，非常奇妙。以后我就这样来看我儿子的话，我想我们之间的关系、我们之间的对话，会更加柔和、更加流畅，伴随着学习叙事，也许还会更加深刻，更有意思。听雨老师还提到我的进步非常大，她要向我学习，这对我是一种激励。因为通过这句话，我看到我自己确实有了比较大的进步，这给了我继续前行的力量。谢谢听雨！

对风之舞老师见证的反馈：

风之舞老师首先是对我的表达能力的见证。实际上以前我对自己的表达能力不是太自信，风之舞老师的见证让我信心大增，现在感觉到非常有信心讲好自己的感受啊、情绪等这些无形的东西。

风之舞老师还提到一点：我儿子他妈妈有一双智慧的眼睛。这是风之舞老师对儿子妈妈的见证。说实话，当时听了风之舞老师的见证，我心里非常有感触。这篇文章我刚开始拟定的题目是父子叙事谈，后来在整理文稿的过程中看到儿子他妈妈的几句插话，虽然说得很少，但是毕竟说了嘛，所以题目才改成全家叙事谈。即便这样，其实我当时根本没有意识到他妈妈在这个家庭叙事中的重要作用。通过风之舞老师的见证，我才第一次看到了他妈妈在我们这次谈话中，以及在整个家庭中的重要性，这是我以前所没有看到的或者说看得不清楚的。这让我对妻子有了一个全新的认识：在叙事家庭的生成中，在儿子的成长过程中，她都有着非同一般的、无可替代的作用。谢谢风之舞！

我就先说到这儿，爱君老师。

附石头老师第二天补充：

那天晚上妻子听了风之舞老师的见证，心情十分激动，眼睛里亮晶晶的。她说被人看到，真的很好，这时我想到一句话：看到是爱，看到是光，看到就能给人力量。确实如此。

局外见证人团队的见证

在我们的叙事练功班和叙事俱乐部，当一位学员带着故事或困惑做来访者，接受爱君或某位咨询师学员的叙事访谈咨询时，其他学员就会组成局外见证人团队，在全神贯注地倾听完访谈全程之后，及时地做见证性的反馈。

在叙事疗法中，局外见证人团队是一个具有支持作用的团体，组成团队的成员可以是亲朋好友，也可以是邻居同学，还可以是机构里的专业咨询师。征得来访者的同意后，就可以运用局外见证人团队了。

局外见证人回应的原则是：避免给来访者提建议，不评判、不批评；避免加入自己的价值观，不急切地企图纠正对方；从欣赏当事人难得的、不容易的方面去回应，去看感动的、受启发的部分，去听这个人的生命、力量、勇敢和韧力，而不是问题。

局外见证人会从对方的故事联系到自己的生活经验和生命历程，看到并感谢对方给自己的启发，让对方觉得他的故事不是丢人的、糟糕的，而是能给人助益的、有价值的、值得珍惜的。如果对方原本就在自己的故事里感受到了力量和意义，那么局外见证人的回应，会大大丰厚、强化这种力量和意义，对当事人产生巨大的、更持久的积极影响。

第五章 叙事访谈与见证

燃烧的石头如花绽放

2016 年 7 月 19 日晚 7:30—9:30，爱君叙事俱乐部第三期第 7 次活动在 YY 语音房间举行，采取爱君叙事访谈的形式，来访者是石头老师，谈的是和父亲相处带来的困扰。下文是由石头老师根据当晚录音整理的文字稿，为更适合读者阅读，略有修改。

开场热身

爱君老师：是石头在麦上吗？我们两个的麦有点撞了，所以听到有些杂音，嗯，现在好了。我们操作得蛮有经验的哦！

我现在是在上海崇明岛上的一个度假村，今天是我们青少年特训营的第四天。第一天和第二天是在浙江义乌的两天亲子营，第三天也就是昨天早上我们带着孩子们来到上海，中午到达浦东的迪士尼，在迪士尼一直玩到晚上 10 点。今天在崇明岛上活动，明天早上还会去海边。啊，很忙碌也很开心，而且有很多收获。先向大家作个汇报。

今天晚上我们还是进行叙事访谈，我们要访谈的是可爱的燃烧的石头老师。今天晚上我们的程序是，我首先来访谈石头老师，我们一个在讲话，另一个就静麦。比如我说完后会说一声"石头老师"，然后退下来，这样石头老师就可以上麦。我们两个的麦是这样交替出现的，避免撞麦。

当我们两个的交流告一段落之后，再邀请老师们作为局外见证人团队的成员，依次为石头老师做见证。今天晚上主要就是这两个环节，如果进行得比较快，结束之后还有时间，我们还可以进行讨论，对我的访谈有怎样的感受，或者有怎样的疑惑，都可以提出来；如果访谈的进度比较慢，讨论的环节就不进行了。快和慢，都是有价值的，根据情况的需要来看。另外，见证的环节如果没有时间，也会放到明天。可见，我们的安排既有原则又很灵活、变通。好，流星老师也来了哦，很准时。

开始访谈之前，想听石头老师谈谈，今天下午，当我在群里呼吁哪位老师愿意做受访者时，我看见石头老师闪电般地回复，如果没有其他的人来做的话，希望自己来做。所以我很好奇，石头老师是出于怎样的考虑，那么爽快地答应做今天晚上的来访者呢？石头老师，你可以说说吗？

石头老师：窦老师，你好！各位同伴，大家好！刚才老师提到下午我主动做来访者，我是非常期待做来访者的，窦老师。

爱君老师：听到了，石头老师，我听到了你的期待，下午一有这样的好机会你就马上抓住了。那么你作为来访者，今晚计划带给我们一个什么样的话题呢？你希望我怎样陪伴你、访谈你呢？你在这方面有什么需要和期待呢？石头老师。

石头老师：窦老师，今天我想谈的是关于父子关系这个话题。我希望老师问，我来回答，以这样的形式解决我的一些困惑和困难。

爱君老师：好的，石头老师，我听到了，你希望谈谈父子关系的问题。那其他老师在这个过程中主要是倾听，之后再给你做见证，你觉得这样安排可以吗，石头老师？

石头老师：很好，爱君老师。

石头的困惑

爱君老师：现在你就可以谈了，可以说说为什么会想到这样的一个主题，介绍一下目前是怎样的状况。

石头老师：首先我对自己做一个简单的介绍。我是燃烧的石头，我儿子14岁，我父亲67岁。我现在有这样一个问题：我的母亲3年前去世，父亲现在独身一人，我非常想对他好，和他交流，却感觉到我们之间比较客气，好不起来，不是我所想的那种亲密的父子关系。我父亲小时候对我管教非常严格，他虽然现在年纪大了，但实际上口气还是很严厉。如果他一呵斥我的话，小时候的一些情景马上就会浮上心头，心情立刻变糟糕，然后我就找借口或者找机会溜走了。我今天想要解决的就是这样一个问题：一听到父亲那种带着呵斥的口气，我就想到了父亲当年粗暴的语言，嘲笑的神情，还有那个眼神，让我心里面非常不舒服。今天晚上想在爱君老师的帮助下，想让心里原本就存在的这种爱畅快地流动，给我力量，也给父亲安慰，让我的家庭和谐幸福，爱君老师。

爱君老师：石头老师，我听到你母亲3年前去世，父亲已经67岁了，你想好好去爱他，希望和他有亲密的关系，但是父亲那种呵斥的语气，总是让你想起许多当年不愉快的经历。那么你的渴望就是，希望能够让本来存在的爱流动起来，跟父亲之间能够有一个更好的关系，更亲密的美好的境界。我听到了一个做儿子的一片赤诚的呼唤，但是中间似乎有一点障碍，父亲的呵斥总是带给儿子很多的不舒服，也就是说，67岁的父亲还是保留了以前呵斥的习惯。那么我想知道，这种呵斥和你当年所经历的是很相似呢，还是好一点了或者更惨了？石头老师。

石头老师：是这样，父亲现在年纪也大了，总的来说，现在说话的口气，包括表情呀、眼神呀，实际上改变了很多，我也能感觉得到。但是，每当遇到哪怕偶然的一次呵斥，都会让我想起以前发生的许多事情，感觉情绪或者隔阂马上就出现了，就是这样的一种状况，然后就找机会分开、离开。反正就是隔阂消除不了，情况就是这样，爱君老师。

父亲的悲伤

爱君老师：隔阂，和父亲之间的隔阂好像不容易消除。你刚才提到父亲现在脾气比以前已经好多了，这个好多了，是怎样的好多了？石头老师。

石头老师：嗯，这是经过我的斗争取得的吧。35岁之前，我感觉父亲在许多事情上都是比较强势的，我基本上也比较听他的话。但是，随着父亲年龄逐渐增大，我也越来越成熟，我会有意识地在许多事情上不按照他的想法去做。经过这样一番较量之后，我也体会到了父亲——说得直接一点就是——败下来的那种悲伤，没办法，因为在家庭里面有许多事情要我去协调。父亲在说话上，包括在一些事情上，越来越让步，会主动地让我去做主。另外，父亲在说话的口气上也好多了。我有两个感觉：一个是让我做主，一个是说话的口气。还有就是眼神也不一样了，我感觉好多了，就是这样，窦老师。

爱君老师：嗯，刚才我听到石头老师说，父亲脾气比以前好多了，体现在说话的口气好多了，眼神也不一样了，在许多事情上也让做儿子的石头老师来做主。听上去，这是好消息啊！另一方面，石头老师又说，感受到父亲败下来的悲伤。这样说似乎有那么一点点的矛盾，一方面是败下来的悲伤，另一方面却是口气好多了，眼神也不一样了，这是说父亲的口气和眼神是不得已而做了调整，还是说发自内心的口气、眼神在变好、变温柔呢，石头老师？

石头老师：我感觉应该是不得不做出的调整，可能父亲也是从现实的情况来考虑吧，因为年纪大了，需要靠我们赡养他，应该主要是这个原因吧。

爱君老师：哦，石头老师一停顿，我就感觉该轮到我说了，哈哈！就主动上来了。我听到是说父亲年轻的时候很强势，那也就是说很多事情都是父亲做主的。后来儿子越来越成熟，父亲年纪越来越大，所以很多事情不得不由儿子来做主，父亲的强势就强不起来了。这样说的话，那个"口气好多了、眼神也不一样了"好像真的是一个失败者的屈服。如果是这样一种状态，那么败下来的悲伤、失败者的屈服，这种既悲伤又屈服的味道在父亲的口气里、眼神里有体现吗，石头老师？

石头老师：是的，我能体会到，窦老师。

爱君老师：嗯。父亲的这种悲伤、这种屈服，甚至叫臣服，是石头老师所希望的吗？

石头老师：不是的，但是也不得不这样。有许多事情必须由我来做主，所以说这就是一个矛盾，我看着心里也很疼，但是没办法，窦老师。

爱君老师：哦，哦，不得不，没办法，心里不安，可是又不得不如此。我在想，父亲的悲伤和屈服，是因为自己不能做主了，自己的能力不如以前了，也就是说，父亲意识到自己在家庭里的价值和地位降低了，由以前的强势变成现在的弱势，是不是这样呢，石头老师？

石头老师：以前吧，父亲就是非常强势，现在呢，我和父亲也交谈过，因为以前我们是农村的，后来到了县城，许多事情他也不熟悉。我对父亲说，你主要是把身体保养好，其他的事情你不用多操心，由我来做。当然对父亲来说，从家里的中流砥柱转变为依靠别人，是比较悲伤的，我能感觉得到，窦老师。

爱君老师：父亲原来是中流砥柱，到现在不得不依靠别人，包括儿女，所以父亲也有很多的不得已。那么是不是可以理解为，父亲会认为自己老了、没用了。有这样的失落吗，石头老师？

石头老师：是的。后来我也劝他到公园里打太极、散步，和别人交流交流，采取了一些办法，总的来说，感觉有缓和吧。时间长了以后，父亲就逐渐习惯了。可以这样来讲，窦老师。

爱君老师：时间一长，他就习惯了。你刚才说劝父亲到公园里打太极、散步、聊天，又说时间长了，他就习惯了。我不知道你是说父亲习惯这种运动方式，还是说习惯这种不再是中流砥柱、逐渐衰老、没有价值等情况呢？你觉得是指哪一个呢？

石头老师：我感觉两个因素都有吧。因为从中流砥柱到依靠儿女来生活，在心理上应该是一个比较痛苦的过程。然后，现在通过骑车、与别人交谈等让父亲每天有事做，也许这些可以看作是对前面痛苦的一种弥补吧。窦老师。

父亲的适应

爱君老师：嗯，运动是对失落的一种弥补。许多老人退休后都会面临很多的丧失，有时候，可能会对儿女有更多的依赖，就是想从儿女那里看到自己还是很有价值的，看到自己还是值得爱的，这是很多老人的一种渴望。我刚才听到石头老师是主动劝父亲到公园里运动、和他人交流，很好，我确实看到石头老师对父亲的一种心疼，也是对父亲的一种激励。你觉得父亲还是可以做一些事情，让生活更好，让自己的身体更好，是这样的吗，石头老师？

石头老师：是的，窦老师。

爱君老师：你的劝说，父亲采纳了，也去做了。父亲愿意听从你的建议，是因为他自己本来就觉得这些是值得去做的，还是说除了这个因素之外，发自内心地愿意接受儿子的建议呢？感觉父亲没有很强势，而是好像对儿子比较尊崇，是用这种方式和儿子建立情感联结的。是不是这样呢？

石头老师：我更多的感觉是，这是父亲没有办法的办法，窦老师。

爱君老师：没有办法的办法？我了解到一些老人是很喜欢去公园里打打拳、散散步，或者搞一些其他的运动项目。有些老人是很喜欢去的，你刚才说没办法的办法，是什么意思呢？

石头老师：只能说父亲现在适应了。现在我们的状况是，我们家的事情他基本上都不管，而是每天骑车、散步、看戏，哎，就是这些活动吧，现在每天基本上就是这样过的。我感觉经历的这个过程是痛苦的，窦老师。

爱君老师：嗯，你刚才最后两三个字我没有听清，你说经历这个过程是什么呢？我不知道经历这个过程父亲是喜欢的呢还是勉强在做，因为，在好多地方包括在上海和我的老家，总能看到公园里有老人在那里跳舞啊、散步啊、骑车啊、打球啊，他们会很开心。他们还会三五成群地在一起聊天，或者打牌、下棋，是很享受这种状态的。石头老师你好像一直在强调的是不得已，习惯了，没办法，我不知道父亲对于这些运动是真的没办法，像应付差事一样去做呢，还是也从这里找到了乐趣，找到了寄托呢？

石头老师：我父亲不抽烟、不喝酒、不打牌、不打麻将，没有这些爱好。他原来在山里面住，来了城里以后，他和周围人都不熟悉，所以从这个意义上来说，他建立这个习惯的过程可能就是没办法的办法，实际上他也不是特别喜欢。但是现在他可能也开始喜欢了，习惯了以后，他也感受到了其中的乐趣，慢慢适应了这种生活，窦老师。

曾经的斥责

爱君老师：嗯，父亲从山里搬出来，对于城市生活有些不适应，对于这些运动项目一开始也不适应，现在时间长了，开始慢慢适应了，也开始喜欢了——这是石头老师刚刚的表述。

我在想，石头老师会和父亲交流这些日常的习惯吗？比如在一起聊天会不会说，今天出去骑车感觉怎么样，骑了多远？一个人骑还是几个人一起骑？还有就是，路上会遇到熟人吗？会停下来打招呼吗？另外，除了骑车，还有跑步什么的，有没有一起跑步的跑友啊？等等这方面的话题，石头老师会和父亲交流吗？

石头老师：聊过，不过聊得不太多。我现在的困惑正是在于我和父亲聊的时候是感觉比较客气。比如说父亲可能也没有要呵斥我的意思，但是偶尔一句那样的话，就会让我的心情立马变差。我感觉这还是受到以前小时候经历的影响，影响还是很大。实际上从我内心来讲，我也想和父亲坐在一块儿，让他聊聊他见到了什么、看到了什么、他的乐趣在哪儿，我也想听，但是他那种说话的习惯，一下就让我感觉不是太好，这正是我苦恼的地方，窦老师。

爱君老师：嗯，我听到石头老师也很想和父亲聊聊他的生活，只是父亲的那种说话方式好像让石头老师望而却步了，没办法再去多交流。那么石头老师，能不能具体说一说，最近跟父亲有过什么简短的交流吗？具体的交流过程是怎么样的，可以多说说吗？

石头老师：这样吧，窦老师，我感觉父亲以前对我说过的一些话，或者斥责我的一些话，对我的影响非常大。我举个例子。我母亲去世之后，因为墓地那边出了点问题，是我花了一点钱处理好的。回来以后我跟父亲一说，当时父亲就用我们当地话骂了我一句，我的情绪一下子就起来了，说："这是我赚的钱！"实际上我感觉我平时脾气还是比较好的，不知道为啥，父亲骂了那么一句，马上就让我非常激动，窦老师。

爱君老师：母亲去世买墓地花了钱，你把这个事情说给父亲，父亲就骂你，父亲骂你的背后好像是对你的不满。我不太明白的是，这个不满是指什么，是指你不该花钱呢，还是具体指别的什么情况？可以说说吗，石头老师？

石头老师：是这样，在我们农村，一个墓地一般就是三百吧，因为当时我占人家地要多些，所以就多给了人家一点，给了五百。我跟父亲说了这个事情后，父亲当时就骂了我一句"你憨呀！"这是翼城的土话，就是笨的意思，窦老师。

爱君老师：我明白了。我知道这个"憨"就是指傻，不太精明，多给了人家钱。父亲用那种让人很不舒服的、比较严厉的言辞，来表达对儿子多给了别人钱的不满：这钱是儿子辛苦挣来的，这钱花冤枉了。好像父亲很心疼儿子的钱，是这样吗，石头老师？

石头老师：是的。我也知道父亲当时心里是怎么想的，可是那种说话的语气、方式，让我的情绪一下子就上头了，窦老师。

解构斥责

爱君老师：嗯，我听到了。父亲那种说话的语气、方式，让你的情绪一下子上了头，你就会很生气，说这是我赚的钱，意思是这是我挣的钱，我想怎么花就怎么花。好像这样说就把自己和父亲分得很清，就是说我做的事情用不着你来指指点点。我听到石头老师的解释好像是这样的意思，是这样吗？有时候，父亲心疼儿子，就变成心疼儿子的一切，我感觉到父亲心疼儿子挣的钱，也就是在心疼儿子这个人，虽然用了一种让儿子很受伤的言辞和方式。那么在山里，父亲周围的邻居中像父亲那一代的人，他们跟家人说话有没有这种习惯？像父亲一样会经常用呵斥、严厉、很伤人自尊、让人内心受伤这样的方式跟人说话？在父亲生活的那一代人里，在山里面，这种情况普遍不普遍，石头老师？

石头老师：每个家庭都不一样。我们这个家族，包括父亲他们那一代，我爷爷好像对他也很严格。我的邻居家里倒是不一定，窦老师。

爱君老师：嗯，我听到了，邻居不一定。爷爷对父亲也是这样的态度，好像父亲是传承了爷爷对待自己的态度来对待儿子的。那么，父亲是怎么看待爷爷对待他的那种态度的呢？父亲跟爷爷的感情怎么样呀，石头老师？

石头老师：我和父亲也没有过多讨论这个事情，因为我父亲弟兄好几个，我感觉他们关系不是太好，窦老师。

爱君老师：父亲弟兄几个关系都不是太好。父亲和爷爷之间的关系怎么样，虽然没有探讨过，但是感觉也存在一样的状况，类似于石头老师和父亲之间的关系。父亲总是用呵斥的语气让石头老师想亲近也不能亲近父亲，而且父亲和爷爷之间，还有父亲和自己兄弟之间，好像也是这种状况。好像中国很多的农村里，像这种父亲呵斥儿子都是天经地义的，其中有中国传统文化的影响，就是我们说的三纲五常，三纲中有一纲就是父为子纲，父亲是儿子的纲领，父亲说什么儿子必须听，父亲享有很大的权利。很多传统的父亲似乎对孩子都是比较严肃、比较严厉，甚至是比较严苛的，有很多父亲甚至会把严苛演变成刻薄。这好像是我们中国传统文化里面关于亲子关系存在的一种状况，不知道石头老师认同这一点吗？

石头老师：认同，认同。有时候我也能够感觉得到，父亲的骂实际上也是在表现他的爱。如果事情过去之后再回想的话，感觉确实是这样，但是在当时，就是控制不住自己，窦老师。

石头的按摩

爱君老师：嗯，父亲是想表达爱，但是他也控制不住自己，说出来的是伤人、是恨的味道，是在用恨的方式来表达爱。在上一代、上上一代，好像这是中国很多男人作为一家之主常常会发生的情况。所以，听起来石头老师讲的是自己的父亲，可是我感受到的是你的父亲身边站立着千千万万和他很类似的父亲们。如果这样去想的话，我们该如何去看父亲的爱呵斥人、爱骂人呢？对儿子不是呵斥就是骂，这样很不客气的方式似乎是千千万万的父亲们都很自然地、不知不觉从上一代那里就传承下来的跟孩子的沟通方式。那么，我们基于这样一个大的背景，石头老师重新再来看看父亲，你觉得父亲在这种呵斥的、骂儿子的生活中一路走来，最不容易的地方是什么呢，石头老师？

石头老师：实际上我的父亲也挺辛苦的。他是一个木匠，做木工活非常优秀，在我们山里的那个村子周围方圆几十里都是非常有名的。父亲靠做木工活挣钱供我们上大学，我能体会到他非常辛苦，木工活做的时间长了，他的腰、腿痛得厉害，父亲为我们付出了很多，窦老师。

爱君老师：父亲做木工活，方圆几十里人们都知道，所以也是有名的能工巧匠，工作很辛苦，腿和腰也会很疼。我听到石头老师这个描述里面有着对父亲很多的赞赏，也有心疼。做木匠能让方圆几十里都知道，可见父亲的手艺有多么的好，可是对儿子的呵斥，却不得不让儿子在心理上疏远自己。在父亲的心里，不知道有没有像石头老师对父亲那样的一种亲近的渴望？父亲想不想和儿子直接地去表达爱？就是用儿子喜欢的方式去表达对儿子的爱？因为石头老师现在期待用父亲喜欢的方式去表达对父亲的爱，来建立好的、亲近的关系，不知道父亲有没有同样的期待呢，石头老师？

石头老师：我感觉是有的，而且还比较强烈。因为父亲腿疼，前段时间我下班回家有时候会给他按按腿。有一次，他就握着我的手不放，感叹地说我的手非常光滑。哎呀，当时我的心里非常酸楚，我感觉父亲在这方面还是比较渴求的，窦老师。

爱君老师：我听到你会给父亲按腿，有一次按腿父亲握着你的手不放，夸赞你的手非常光滑，好像你的手非常光滑就会让父亲的腿更加舒服。刚才我感受到的是石头老师对父亲的贴心，而父亲的心显然也变得非常柔软，用握着手不放、用赞扬手的言语，来表达对儿子的感谢、喜欢和欣赏，还有和儿子很亲密的感觉，也是很享受的感觉。是这样吗，石头老师？

石头老师：是是是，我感觉就是这样的！我体会到我父亲当时的感受，就像我抱着我儿子时的那种感觉。我相信应该是类似的，窦老师。

握着石头的手

爱君老师：是不是父亲握着你的手的感觉，就好像你握着你儿子的手的感觉，是这样吗？

石头老师：对对对，就是这样。

爱君老师：这样的感觉——握着手、说着贴心话——就是你最期待的、最希望的美好的父子关系吗？

石头老师：是的，窦老师。

爱君老师：那这样说来，你在给父亲按腿的时候，好像已经实现了这样的愿望，是这样吗？

石头老师：是，那一次我感觉就是贴得比较近的。怎么说呢，握着手的时候，我也能感觉到父子情深，但是心里还是……嗯，我就想在窦老师的帮助下，对父亲的呵斥或者其他的什么能够包容，这是我的目标，窦老师。

爱君老师：嗯，我听到了，谢谢石头老师。你希望父亲对你更加包容，你自己也能够对父亲更加包容，这是儿子非常珍贵的想法。你前面提到的宝贵的经验：给父亲按腿，父亲会握着你的手不放，然后夸赞你的手，好像这个时候，父亲就不会呵斥你了。那我就想，是不是儿子和父亲有这样亲密的肢体的动作，就能让父亲的心变得柔软，父亲也就不会呵斥儿子。我可以这样理解吗，石头老师？

石头老师：可以吧，可以。

爱君老师：那么对你来说，现在好像已经有了经验，能够让父亲的呵斥不发生，或者尽量少出现。你以后会更多地使用这个经验吗？就是比如给父亲按摩腿呀、按摩肩呀、揉揉腰呀，这种对父亲身体上的关怀，会不会降低父亲呵斥的频率？会不会改善父亲跟你说话的那种语气呢，石头老师？

石头老师：可以，这确实是一种不错的方法。但比较困难的是，比如坐下来说话的时候，没有肢体接触，容易发生情绪波动比较大的情况。窦老师。

爱君老师：嗯，也就是说在没有肢体接触的时候，父亲那种你不喜欢的呵斥、骂人的语气就容易出来，好像有了肢体上的温馨的接触，那种状况就不容易出现了。看来石头老师的确掌握了一种法宝，能够避免按动父亲的情绪开关，或者说石头老师是可以掌控父亲的情绪开关的：只要按摩身体，对父亲身体有更多的接触和照顾，就能够启动父亲愉快的情绪，呵斥的语气和神情就不会出来了。我想问的是，先前多长时间给父亲按摩一次腿呢，石头老师？

石头老师：大概一个星期一次吧，窦老师。

爱君老师：是固定在某一天呢，还是随机的什么时候想起来了就去按按呢，石头老师？

石头老师：就是平时我闲下来的时候，比如今天晚上，我回家早，也没什么其他事，我就会去给父亲按按腿。

幸福的眼泪

爱君老师：嗯。闲下来的时候就会回去给父亲按一按。也就是说，你们平时不住在一起是吗，石头老师？

石头老师：不，在一块儿住，窦老师。

爱君老师：哦，在一块儿住。也就是说，闲下来的时候你就会好好地给父亲按摩按摩腿，但是如果很忙，有时候可能一个星期甚至两个星期都没有时间给父亲按摩。那可不可以和父亲有另外肢体上的接触呢？比如没有时间给父亲按摩，但可以拍拍父亲的腿，说："父亲的左腿呀，我这一段时间太忙了，没有时间好好照顾你，你辛苦了，谢谢你照顾我爸爸！我很快就找时间来给你按摩，你要乖一点啊，继续把我爸爸照顾好！"你只要说这几句话，拍几下，象征性地揉几下，这样子的话，父亲可能会有什么样的反应，石头老师？

石头老师：我感觉这样说的话，父亲简直会号啕大哭一场。对，是的！

爱君老师：父亲会号啕大哭，这号啕大哭的背后是父亲怎样的情绪状态呢，石头老师？

石头老师：开心、高兴、激动、幸福，就是这样吧，窦老师。

爱君老师：这么简单的动作，这么简单的几句话，就能让父亲号啕大哭，这哭是幸福的哭，是开心、激动、快乐呀。这样看来，儿子好像有很神奇的法宝啊！简单的动作，简单的言语，就能够给父亲带来美好和愉快，想到这一点，石头老师，你现在是什么样的心情？

石头老师：我心里非常开心！想象这件事情的时候，就好像我已经做了，看到父亲流下了幸福的眼泪。

爱君老师：哦，非常开心。你在想象，似乎眼前已经出现了具体的做法了，你能看到父亲的开心，你内心也很开心。我似乎还能感觉到你的内心有很多的感动，我注意到你的语气，说着说着就停下来了，感觉到好像你内心有股暖流在涌动，是吗，石头老师？

石头老师：是，想到窦老师您刚才说的那些话，我感觉到这样说很重要。我和父亲主要就是说的少，有些话表达不出来，感觉问题就在这里。

爱君老师：嗯，我听到石头老师意识到以前和父亲是说的少，有些话表达不出来，但是石头老师一直在学习，读很多的书，积极参加我的叙事工作坊，前面的青少年特训营也非常用心地陪儿子参加，很用心地在学习，又参加我的叙事俱乐部。刚刚开始参加俱乐部，就主动请求做来访者，这也是一种学习，明确提出来想解决自己和父亲的关系问题，想要和父亲更好、更亲。我从这里看到石头老师强烈的渴望。

　　我在想，父亲的父亲、爷爷的父亲、爷爷的爷爷不知道是什么情况，但是我们知道爷爷常常会呵斥父亲，父亲也常常会呵斥儿子。那么一代又一代的人用呵斥来传递爱，结果这个爱真是伤痕累累。用呵斥来维护孩子，想让家庭更好，结果心反而好像被屏蔽了，心与心之间好像有堵墙。现在，石头老师作为爷爷的孙子，作为父亲的儿子，通过努力学习，愿意用更贴心的说、用更贴心的动作，来给予父亲最需要的爱、最需要的快乐和幸福，还有那份激动，甚至能够让父亲号啕大哭，让父亲感动，让父亲的心变得柔软。石头老师要用这样的方式向父亲表达爱，似乎和上面两代人对待父子关系的方式截然不同。

　　我们设想一下，假如爷爷在天有灵，他看到石头老师一直在学习，尤其是听到今天晚上石头老师的这番渴望，还听了石头老师这番感悟——原来可以多说说，原来可以多按摩按摩，原来也是能够和父亲做到心与心的贴近，互相给予支持，互相给予快乐和幸福的——那么天上的爷爷看到和听到这一切，有可能会对孙子石头老师说点什么呢？

　　石头老师：爷爷去世之前，我也照顾过他，感觉他首先会羡慕我父亲，然后对我说："你真好！你……"这儿不知道该用一个什么词表达才好。

　　爱君老师：嗯，我听到爷爷会说"你真好"，而且还有对你父亲的羡慕。我听到的好像不止是爷爷一个人的声音，石头老师。我好像听到你的整个家族，包括你父亲，还有你在天堂的母亲，你父亲的兄弟姐妹，你母亲的兄弟姐妹，甚至还有你爷爷那一代人，整个家族成员都在说："你真好！"不知道我这种感觉是否准确呢，石头老师？

石头老师：是，是！我感觉如果我能做到像窦老师所说的那样，我父亲应该是其中最幸福的一个吧，所以我也是好的一个吧，窦老师。

家族的幸福

爱君老师：石头老师作为儿子，这种改进会让父亲成为最幸福的父亲。那么父亲的父亲，也就是爷爷，在天上看到这一切也会很开心，羡慕儿子的同时也会很欣慰，为有这样优秀的孙子而感到欣慰。当这三代人都感到欣慰、都感到幸福的时候，对于第四代人，也就是儿子毛毛，当他看到你能够拍着父亲的腿，感谢它并且承诺说有了时间一定会好好照顾它，谢谢它照顾父亲，等等这一番话的时候，当儿子看到父亲可以这样来照顾爷爷，爷爷也号啕大哭的时候，儿子能感受到爷爷的幸福、感受到这一切的时候，儿子会对你说些什么呢？

石头老师：也会像我这样做，也会像我这样说，窦老师。

爱君老师：那么，当儿子也能像你这样做、像你这样说的时候，你也会成为幸福的父亲吗，石头老师？

石头老师：一定会的，一定会的。

爱君老师：当你成为幸福的父亲，孩子会感觉怎么样？

石头老师：他感受到的幸福的量比我还要大，他体会到的幸福应该是最多的，窦老师。

爱君老师：孩子体会到的幸福最多，你可以多说说吗？

石头老师：我是这样想的，我的父亲是在年老的时候，是在我意识到的时候，才得到了幸福。我的话，可能就是从现在开始，比较幸福。我的儿子从他现在的年纪，还很小的时候，就生活在幸福当中。所以我感觉我儿子最幸福，窦老师。

爱君老师：你是从时间的角度来说的。你的父亲是从年老的时候，也就是从石头老师意识到这一点的时候才开始享受幸福。而儿子从小就能享受幸福，那么漫长的一生，就会有一生的幸福在陪着儿子。石头老师，你能够让你的父亲享受到幸福，虽然幸福来得有点晚，但是，毕竟老人家能享受到来自儿子的这份幸福，你的儿子因为你这么对待爷爷也能享受到幸福，并且也能这样去对待你。这样一来，一家三代，三位男性，都是幸福中的人。想到这一点，石头老师，对于你的家族，你现在有怎样的感觉？

石头老师：我感觉到自己非常有力量，非常幸福！

爱君老师：嗯，非常有力量，非常幸福！就是说，你的一点点调整，向上影响了父亲一代，向下影响了儿子一代，对于整个家族而言，扭转了过去几代人那种不舒服的状态，是这样吗？

石头老师：是的，是的，窦老师。

爱君老师：那可不可以理解为，你改变了家族的命运，大大提升了家族的幸福指数，石头老师？

石头老师：哇！按窦老师这样理解的话，我感觉到我自己太了不起了！

燃烧的石头如花绽放

爱君老师：是啊，你确实非常了不起！你起到了非常大的作用，非常了不起，此刻你看到自己是怎样的一块石头？

石头老师：我看到的是一块温暖的、燃烧的石头！给父亲的晚年带来温暖，给这个家族带来温暖，很大很大的一块石头！

爱君老师：嗯，温暖的、燃烧的、很大很大的一块石头，不仅给家族带来温暖，而且是很大的一块石头。尽管离得很远，我在上海，你在翼城，但我好像肋下生了双翼，扶摇直上九万里，用一双神奇的眼睛，穿云钻雾地看到翼城的方向有一块熊熊燃烧的、温暖的、很大很大的石头。哈哈，当我看到这种情景的时候，它似乎也是一朵花，绽放的花！

我记得前不久石头老师说，希望这个石头能够开出花来。当时我附上了我住的酒店里的香水百合的照片，黄色的，很漂亮，有着很显眼的高贵的花蕊，很香很香的味道。当时石头老师就说："对，就是这样的花。"那此刻，石头老师，你所期待的石头开花，开出像香水百合那样漂亮的花，既美丽又芳香的花朵，你当时期待的景象，通过我们这样的交流，你觉得有没有可能会实现呢？

石头老师：当时我所想象的那些花是能够给周围人带来芬芳，是这样的意思。如果是给自己的亲人，或者自己的家族，也可以这样理解。如果都能幸福得像一朵花，那多好啊！

爱君老师：当自己能够让自己的家族提高幸福指数，让自己的家族就像花一样绽放，那么这一点会不会影响到你周围的人呢？

石头老师：会的，会的。

爱君老师：对周围的人会有怎样的影响呢？

石头老师：一片祥和、一片和谐，让我周围的每一个人、每一个家庭，都生活在幸福快乐之中。

爱君老师：嗯，一片祥和、和谐，周围的人都能生活在幸福当中。似乎周围的人都会忍不住地羡慕你，羡慕你的家庭以及家族的那种其乐融融的感觉，他们会向你取经，也想经营出其乐融融的家庭。是这样的意思吗？

石头老师：嗯，就是这个意思，窦老师。

爱君老师：我还想到你在学校里面是分管政教的校长，今晚你想用这样的方式和父亲沟通，使得父亲很开心、很幸福，使你的家族很幸福，那么，你这样宝贵的个人经验，会影响到你学校的学生和老师吗？

石头老师：是的。不是说桃李满天下嘛，我想这桃李不仅仅是说他们成绩好，而且是指心理健康、情商高，这样的话也非常珍贵。我希望在我的努力下，我们学校鲜花一大片，那多好啊！

爱君老师：期待着石头老师校园里鲜花一大片，孩子们心理健康、情商高，能够很好地和周围的人相处，能够用自己灵活的、有创意的方式给家人带去快乐。我听到了石头老师强大的影响力和感召力，爱的感召，充满了信心。那么石头老师，今天晚上我们的交流，你最大的感触是什么呢？

石头老师：我感觉以前我把一些东西想得太重了，比如父亲的呵斥。通过窦老师的一番问话，我现在感觉不管父亲呵斥不呵斥，实际上他表达的都是爱。现在我也是大人了，应该不断地放下，勇敢地去爱父亲。这是我最大的收获，谢谢窦老师！

爱君老师：很感谢石头老师这一番珍贵的感触！呵斥不呵斥，表达的都是爱，呵斥也是爱。石头老师能有这样的感触，能够放下对父亲呵斥的不满，接纳父亲的呵斥，从而看到父亲呵斥背后的不容易、父亲的渴望、父亲的珍贵。石头老师愿意用更贴心的方式去陪伴年纪越来越大的父亲，我听到了一个儿子拳拳的心意，也让我这个做女儿的特别感动。

刚才谈到如何和父亲互动、如何让父亲幸福的时候，我也在想，我的父亲母亲离我那么远，我想给他们揉揉腿、揉揉肩都做不到。我一年也就回家一两次，匆匆见面，聊上几句，话也不是很多，所以觉得蛮愧对自己父母的，好在父母都能理解我，他们永远以我为荣。可见我们每个人和父母相处的模式可能都不一样，但一样的是我们都有爱父母的心，所以我们要用合适的方式来表达我们的爱，什么方式是他们喜欢的，探索出来勇敢地去用。我也好羡慕石头老师。

今天交流到这里，你觉得自己最值得感谢的地方是什么？

石头老师：能为父亲按摩吧，我觉得这一点比一般人要做得好。在这一点上，我应该感谢自己，窦老师。

为多多梳头的妈妈

2016 年 8 月 2 日晚 7:30—9:30，爱君叙事俱乐部第三期第 9 次活动在 YY 语音房间举行，采取爱君叙事访谈的形式，来访者是多妈红梅老师，谈的是如何在工作紧张陪孩子时间少的情况下，给小女儿多多最好的陪伴。下文是由多妈红梅老师根据当晚录音整理的文字稿。为更适合读者阅读，略有修改。

多妈的纠结

多妈：爱君老师好，我今天想谈的主要是关于我女儿多多的教育。

我是两个孩子的妈妈，我的儿子已经上高二了，女儿多多现在快 6 周岁了，马上要上小学。我在医院工作，比较忙，比较辛苦，在多多的成长过程中，有很多的亲人、朋友帮忙照顾她。比如前两天，因为朋友放假没人照顾，多多被送回姥姥家。有时也让我的同学照顾，前两天还送到邻居嫂子家去。还有这次，我们答应亲自送孩子回姥姥家，可因为临时有事，只能委托别人把孩子捎回去，这一点我觉得心里有些纠结，因为和不太熟悉的人在一起，孩子是要承受一定压力的，而且下半年多多上了小学，这样的情况还会存在，比如让别人帮忙接孩子，孩子需要在家中独自待一会儿呀，等等。

尤其孩子在上小学一年级的时候放学比较早，我们没时间接，多多的姥姥每周只能来几天接多多（因姥爷身体不好），孩子可能还需要别人帮忙照顾。这一点我有些忧虑、纠结，希望多多今后能更好地成长。

实际上，多多在和别人的交流中表现很棒，这一点也和我们最初给她起这个名字有关，"多多"就是希望得到很多的帮助，很多人来照顾她，给我们带来很多欢乐的意思。现在多多回姥姥家了，我们每个人（我、我爱人、我儿子）都可以有一点自己的生活空间，我也能静下心来参与这次访谈，希望今后在陪伴孩子的过程中得到一点支持，能让孩子心理健康，快乐成长。

爱君老师：好的，我听到了。红梅刚才谈到自己是两个孩子的妈妈，尤其是对多多有很多的期待，希望孩子能很好地成长，希望自己在照顾孩子当中能更好地平衡，我听到的是这样的愿望，做两个孩子的妈妈真的是很不容易。那么，今天我们主要解决的是两个孩子的平衡问题吗？

多妈：爱君老师，我觉得两个孩子平衡的问题倒不是主要问题，主要是我们上有老下有小，多多在今后成长中需要托付别人来照顾，这一点我不知如何和孩子沟通，因为她还比较小。还有就是，如何让自己更有力量一点。

爱君老师：好的，红梅我明白了，儿子已经独立了，你想更多地照顾多多，但因为工作忙却做不到，你想知道如何更好地与多多沟通，弥补这种缺失，让自己也更有力量，是这样的意思吗？

多妈：是的，可能今年的下半年或明年我会更辛苦，因为我的儿子下半年上高三了，是关键时期，他也需要我的关心。平时在家庭中，教育孩子的任务，比如和学校老师沟通、学习辅导，都是我负责，我爱人主要负责家庭后勤方面的事情，比如做饭这些。在对多多的照顾方面，我很纠结小学前三年接送孩子上下学的问题。

多多的烦恼

爱君老师：嗯，多多有的时候要托付别人照顾，你自己是希望在这方面对孩子有更好的陪伴。前面你提到经常把多多送到哪里哪里，或者是让老人照顾，有时还会换人照顾，这样的照顾对多多的影响是什么呢？

多妈：比如前两天，多多姥姥回村里去了，没有人照顾多多。我一个同学家里也有一个同龄的孩子，所以我就给我同学打电话让她来我家照顾她们。中午呢同学做了饭，而我那天恰好单位加班，12:30以后我才回到家。多多个性比较强，而且又是在自己家，好像我回去之前她就因为小事哭过了。平时中午她有睡觉的习惯，如果不睡觉就容易哭闹，所以那天中午我就陪两个孩子聊天，听催眠音乐，最后总算睡着了。结果下午下班我一回家，就听同学说，我刚上班孩子们就醒了。后来我还表扬多多帮助妈妈照顾客人，给了她一个赞，因为假期我们有约定，如果表现突出就可以集赞，集30个赞就有一个礼物，这是一件事情。

还有一件事情，昨天因为家里没人照顾多多，她也想回姥姥家，所以就说好下午下班后我骑电动车送她回姥姥家。但正好我晚上要值班，担心来不及，得知我科里的一名护士顺路也回去，我就让她开车把多多捎回去。中午回到家，我跟多多说这个情况，多多就又哭又闹，我知道她不愿意坐车，因为她晕车。我就说："等你回来的时候，妈妈就骑电动车去接你。"说了半天好话，她同意了，我也知道她不想坐别人的车，虽然她胆子很大，也能和很多人交流了，但是我知道孩子内心确实有一点胆怯、不愿意，所以我就有一些不舒服：第一麻烦别人，第二孩子不愿意。

还有，在孩子成长中，父母总是因为一些事情不得不托付别人照顾孩子，而孩子在别人家，难免要看别人的脸色，难免会受委屈，有一些不舒服。昨天回到家，我就有一些难过，但以后还会有这样的情况，而且想到上学后还会面临这样的问题，我就有了和爱君老师交流的想法和愿望，想让自己更有力量。

名字的寓意

爱君老师：这样两件事，首先让我感受到红梅努力地想对孩子贴心。中午回家晚了，还想办法让孩子睡觉，保证孩子下午有好的状态。让孩子坐别人的车回去，孩子不愿意，红梅也是用很贴心的方法鼓励孩子，在自己能做到的范围内做到最好。

听到这儿，我的脑子里浮现出我儿子小的时候，大约四五岁时，我离开他，脱产一年在师大读教育硕士。不同的城市，不是每周末都能回家。听到红梅尽可能多地照顾孩子，让我联想起当年我对孩子也有的好多歉意，想要跟红梅分享这些，后来我和儿子的关系很好，到现在也很好。儿子后来读高中时，从学校带回一张上海市优秀家长推荐表，上面有一个栏目是学生对家长的评语，我看到儿子已经写好了，内容大致是：妈妈在我孤单的时候陪伴我，在我沮丧的时候听我倾诉，给我支持，等等。最后写道：妈妈不仅是妈妈，也是我的知己，是不可多得的人生导师。

这些话，我此刻想起来，再对照我曾经长久离开他不能很好地陪伴他，让我有了一点感触，觉得人生的某个阶段，作为妈妈，我们是想照顾孩子，而我们也有自己工作、学习的需要，不得已要与孩子分开，这一定是不利因素吗？好像也不是确定的，我刚刚这个回应，不知道红梅听了有没有不舒服，我没有经过你的同意，就分享了我孩子跟多多差不多大的时候我的这个经历，我想知道此刻红梅听了有什么样的感想？

多妈：爱君老师好，我听了您分享和儿子的事情，想到实际生活当中，很多妈妈都会碰到这样的问题，有的人可能比我更辛苦。我就是觉得有些累，我今年40多岁，上有老下有小，会觉得很辛苦，在这个年龄可能更懂得教育孩子的重要。而且可能现在我们懂得更多，比如我学习了心理学，知道要对孩子有更多的陪伴，这时候就有更多的纠结。比如今后还会有这种情况，要拜托别人帮忙接送，我们应如何和孩子沟通，让孩子适应这样的环境，很自然的接受？

爱君老师：红梅说学了心理学，意识到要多陪伴孩子，我在想这个"多"，是时间上的多呢，还是另外的多，比如说高品质的，比如说程度上的，让孩子更有安全感，所以说，这个陪伴有时候是需要时间，而有时候只靠时间是远远不够的，还可能是深度，可能这个陪伴让孩子感到一天或者两天见不到妈妈，不至于太惶恐不安，这是我想和红梅讨论的。就是说，这个陪伴是时间上的多呢，还是可以从另外一个角度考虑如何高品质地陪伴。别人接送，对孩子意味着什么？我更好奇的是，多多妈你自己接受吗？我刚才感觉让别人接送孩子，你本身就有愧疚感，不知道是否符合你的感觉呢？

多妈：是的，爱君老师，拜托别人接送，而且接的人可能会经常换，这一点我有一丝愧疚。还有就是老师说的时间和深度。我本身在医院搞管理，我们是一个妇产医院，我也在做关于孕期、早期教育的培训，所以，我觉得不是深度的问题，目前她们这个年龄的教育我觉得自己把握得还可以。

如果陪伴孩子的时间少，接送孩子的人变动太大我确实会有一点内疚。

前一段时间，我带孩子参加"户外徒步"。我们大概走了有20公里，多多表现很棒，全程都坚持下来，而且她和我出门的时候不会黏我，基本上不需要我来照顾。她如果喜欢别人，会自然地跟上别人一起玩，我和她在外面的时候，我比较轻松，多多和人沟通能力也比较好。

我为什么经常带她出去参加一些集体户外活动呢？就是想今后可能需要经常拜托别人，就想让她和更多的人接触，锻炼一下。

多多的梳头

爱君老师：你刚才说，你鼓励孩子和更多的人接触。我记得有时在俱乐部，多多会主动向我问好，我也向多多问好，发现多多特别善于和人交流。我们互相看不见，多多因为妈妈的缘故，就和我有了这样的问好，站在社交的角度看，这是一个主动热情、社交能力较强的小宝贝，这样的主动热情，与她平时不断与不同的人接触有关系吗？

多妈：是的，爱君老师，有很大的关系。在多多很小的时候，我上班后，有时会请多多舅舅来照顾她。应该说从小接触不同的人，对她现在的交流是有帮助的，但有一点我觉得我是一边往外推她，让她与人接触，为将来打基础，一边又纠结、不舒服。

爱君老师：一方面愿意别人帮忙接送孩子，一方面又不舒服，这种不舒服可能会影响到孩子吗？我们试着举一个例子吧，比如昨天你计划去接孩子，结果委托另一个阿姨去接孩子了。今天晚上，你如果提起昨天妈妈没有去接而是让另外一个阿姨去接这件事，你会如何跟孩子谈呢？

多妈：昨天是送孩子，今天说到接孩子，那我们模拟一下，假如我不能去接孩子——其实在多多上幼儿园的时候，经常有这样的情况，如果我不去接她的话，通常我会提前和她沟通一下，回来再沟通。

爱君老师：那你提前如何沟通，回来又如何沟通呢？

多妈：我会说"今天妈妈下班比较晚，放学后，让大姨去接你。你也知道医院的院长老姑呀，如果妈妈迟到的话就会扣妈妈的钱。（多多认识我们的院长，叫她老姑。我说的大姨也经常接她）你回来后，先在大姨家玩一会儿，妈妈一回来就去接你。"

爱君老师：你这样说之后，孩子会说什么？

多妈：多多会说，"好吧，那妈妈明天你一定要接我！"

爱君老师：好的，孩子提出了自己的希望，妈妈明天一定要接我。你会觉得明天接孩子没问题吗？你会承诺吗？

多妈：通常我觉得明天可以的话，我就承诺，如果不保险的话，我一般不会承诺。还有一个问题，我突然想起来了，每天早晨因为是她爸爸或姥姥送她上幼儿园，通常我走之前都会给她梳好头发。即使我着急走，也得给她梳了头，要不她就哭闹。有时候，我着急没给她梳头就走了，她会哭好半天。如果说今天让别人来接，头发若是梳好了，那可能比较好接受，要是没有梳头，就不好接受，会哭好半天。单位离我家比较近，有时梳好头，我都得跑着去上班，会有这样的情况。

爱的仪式

爱君老师：好的，送孩子的是爸爸或别人，孩子会很在乎妈妈给自己梳头，妈妈很忙，不给梳头，孩子就会哭很久，我感受到梳头对孩子是一个很重要的仪式。作为5岁的孩子，常常不能被妈妈送，不能被妈妈接，期待着妈妈明天接，妈妈都不能承诺，孩子会感到很多的不确定。而唯独对梳头这件事，似乎是可以确定的，当你不做的时候，又会让孩子陷入不确定里面。看来这不是简单的动作，这个后面好像有丰富的内涵。红梅，你觉得这个梳头在孩子那里有着怎样的意义呢？

多妈：之前我的想法是，每天梳头多麻烦呀，以后上小学了，干脆让她爸爸给她梳头，或者她自己也能梳头。刚才老师说这个梳头是可以确定的、实在的感觉，孩子和我在一起的时间比较短，她确实觉得只有这样可以得到妈妈确定的爱。对于接送，多多还是感觉没有安全感，梳头时间上可能比较紧张，但孩子觉得这是妈妈确定可以做的，有时甚至是她还没起床，躺在床上我给她梳头，梳好了头，她就转身再睡一会儿，然后起床。

现在想来，不能说梳头就是比较麻烦的事情，也许这是孩子和我可以固定做到的一件有意义的事。只要我不值班，可以作为一个保留工作，我可以起得早点，或者把孩子叫醒梳好头，而不是让孩子解决或爸爸解决，这是我与孩子唯一的亲密接触吧！

爱君老师：红梅说，没想到梳头可以是孩子和妈妈之间固定的联结，原来还想过让孩子自己或者爸爸梳，现在愿意和孩子共同来完成这样一个工作。当你有这种感受的时候，再去给孩子梳头，心情与以前一样吗？

多妈：如果把梳头作为一件很重要的事情，作为每天早晨起来和孩子的一个沟通，我会选择早一点给孩子梳头，主动一点。比如会说："妈妈现在给你梳头吧，我们今天梳个小丸子头吧，要不编个小辫子？"梳好后会说："宝宝，妈妈已经给你把头发梳好了，妈妈要去上班了，你可以再睡一会儿，再见！"她会很满意地说："妈妈再见！"

爱君老师：我看到你愿意把足够的时间留给孩子梳头，丸子头或者小辫子，很乐意、热情、主动，这样的调整，还有态度上的改变，这一切带给妈妈的情绪、情感是怎样的？

多妈：因为早晨时间比较充足，如果能与孩子有充分的沟通与交流，我也会比较安心，少一些焦虑，传递给孩子和妈妈在一起的时候，是很确定的感受。当妈妈安排其他人接送的时候，她也会很坦然地接受。当我们和孩子在一起有一些不确定的时候，一定要找到一个确定的存在，更多地看到、关注这个"确定部分"，确定的东西会带动不确定的东西，向更美好的方向转化。

如果我对孩子的爱是确定的，能让孩子感受到的话，那么请别人帮忙，我觉得是一种锦上添花的感觉，让孩子的生活更丰富，体验到别人不会体验到的感觉，别人可能只会和妈妈交流，她则会和更多的人交流。这让我受到很大的启发，让我感到有一个可以为之转动的轴心的东西，就是可以让孩子、让我的内心得到一个"定"的东西。

爱君老师：内心得到一个"定"的东西，内心更有定力了，更加安定了。红梅提到，安心、焦虑少了，孩子也会舒服，虽然妈妈没有接、没有送，但是孩子也会感到内心舒坦。孩子会觉得，梳头是妈妈早上送给自己最棒的礼物，是用心、充满爱的。刚才你提到成语"锦上添花"，我感觉你是在给孩子织一匹华丽的锦缎，你在享受织的过程中，不断有别的人加盟来绣上一朵又一朵美丽的花，那就是别人来接送孩子，只会给孩子带来快乐，不再是妈妈感受到的那种失落、愧疚了，是吗？

多妈：是的，老师，我确实是这样的想法。我一直还觉得这是一件很麻烦的事情，真的没有想到，孩子会觉得这是和妈妈之间很珍贵的东西。此刻我内心有一点小激动，而且我想起来，她曾经跟我说："妈妈，我觉得你应该去理发店学化妆、梳头，这样你就可以给我梳漂亮的头发了！"我当时听的时候没有在意，现在才觉得，梳头是孩子内心很直白的表达。之前，有时我不在，她会一上午在家披着头发，直到中午我回来随便梳一个头，就可以了。前两天，小学的入学通知书下来了，她爸爸带她去领，结果打来电话说哭得不行，就因为没有梳头。我说："你自己也可以梳一个呀！"她说不行，竟然没和爸爸一起去领通知书。中午回来我见她还是披着头发，我给她梳好头发，就好了。

我突然顿悟了，在目前这个情况下，梳头是我和孩子之间互相抚慰的切入点，还有一点，我和她爸爸几乎不能同时休息，因为我俩每周只能休一天，只能轮流休息照顾孩子，所以现在我觉得，梳头真的是让我的很多感情在其中得到一个完结吧。

高品质的陪伴

爱君老师：梳头让自己内心很多的感情有一个完结、寄托，我听到也特别感动。我想起高中的时候我住校，有一次周末回家，我妈将一只空碗放我手里，给我一双筷子。另一只碗装了煮好的鱼，放她自己腿上，用筷子在那里捯饬，小心翼翼地把鱼肉里的刺挑出来，再把鱼肉夹到我的碗里，看着我吃。那时我都上高一了，15岁，就这样和我妈促膝而坐，我妈把去了刺的鱼肉放到我碗里，我就吃。我们在北方，那个年代很少吃鱼，几年难得吃一次。那次的鱼不知哪里来的，我妈知道我在学校吃得不好，就等着我回来，煮好，挑出鱼刺，给我吃。我当时很感动，一直过了这么多年，还常常想起来，我妈很用心、很细心地挑着鱼刺的画面历历在目。

也许别人看到，会带着主流价值观的评判说："哎哟，都那么大了，15岁的孩子了，为什么不自己挑鱼刺呢？为什么要麻烦妈妈呢？"但是我妈丝毫没有那样主流的价值观，我呢，只觉得我品尝的不是鱼肉，而是我妈那颗体贴的心。我很小的时候是跟着我外婆的，上学的时候跟着我奶奶，所以整个小学、初中，我跟我妈不是很亲。高中，妈妈挑鱼刺的行为，让我深切地体会到什么是母爱，从那以后就跟妈妈特别亲。

这是我刚才的一个联想，有点小激动，也迫不及待想和红梅分享一下，红梅给女儿梳头就像我妈妈给我挑鱼刺，红梅有时会很忙，但依然会早起给女儿梳头，这种仪式，在女儿未来的成长中，可能会产生怎样的影响呢，红梅？

多妈：我想，在孩子长大以后回想起来，就像爱君老师的妈妈给爱君挑鱼刺的事情，会有非常温暖的感觉，小时候的记忆会让她更有力量，感受到妈妈的爱。而且在父母细腻的爱中长大的孩子，会更独立、更有主见，不会被外界的诱惑所吸引，内心更健康。

还有像挑鱼刺这样的行为，细腻的动作或语言，可能也是一种高品质的陪伴。前面爱君老师问到，我和孩子之间的陪伴主要是时间上的还是品质上的，我当时觉得主要是时间上的，现在倒是觉得也是品质上的。当我时间有限的时候，我应该把陪伴的品质提高一点，让孩子的感受更深，在短时间的接触中得到内心的满足。我现在领会到了时间和品质的问题，我是存在品质上的欠缺，在这方面应该更注意一点。

爱君老师：真好，红梅，又回到前面的问话，你有了新的感悟，在时间有限的情况下可以更好地陪伴孩子。这对你前面提到的时间少不能亲自接送孩子引起的不舒服，有没有帮助？

多妈：就目前我们这样的情况，我可以有更好的沟通方式，反而觉得因为时间的珍贵，会更注重和孩子的交流，会更开心、更快乐。

爱君老师问到对未来的影响，我在想，多多之前的一些情形，甚至她出生时的情况，我会经常和她交流，她会说："哦，我是闻着月饼的味儿出来的，我是参加完豪豪哥哥的生日出来的！"她会经常回味这些事情。那么梳头的场景一定会记在她的脑子里，也许在她十几岁甚至成人时，她会像回味出生时候的情景一样回味今天梳头的情景：哦，小的时候，我躺在床上，你怎样怎样给我梳头。父母的亲情一定会带给孩子无限的力量，让她得到好多好多人的爱。

多多的智慧

爱君老师：好的，红梅，真好，得到好多人的爱，这是无限的力量，我自己都感觉好有力量！接下来妈妈会尽量满足孩子的需求，孩子上小学，妈妈实在挤不出时间给孩子梳头，那么我们有没有其他选择？给孩子梳头这种行为背后，蕴含的是妈妈深深的爱。如果说在妈妈空闲的时候，可以琢磨这个头发怎么梳，让孩子搭把手，跟妈妈一起梳，合作把头发梳好，如何用合作的方式完成？还可以妈妈少做一点，孩子多做一点，也可以妈妈一边看着，一边欣赏，孩子能独立地完成梳头这个动作、这个重大的仪式，而这个仪式是妈妈带着微笑、带着欣赏在关注着的，慢慢地，孩子梳头的时候能想到妈妈怎样微笑地看着自己，梳了一步，妈妈就会赞赏，给自己点赞，不是吝啬的点赞，而是整个过程就可以集30个赞！我刚刚描述了这几个阶段，不知道红梅你有没有兴趣去一点一点地推进？这样的推进，可能会带给你、带给孩子怎样的感觉呢？

多妈：您的建议非常好，我想，孩子在这个阶段之所以这么在意梳头，可能她和人交流的时候，还有一些紧张或不安，这时候和妈妈的联结会多一点，梳头就可以满足她的这种心理需求。

随着年龄的长大，她可能就会没那么胆怯。还有说到合作，我觉得也非常好。多多有时会觉得头发梳得不好，她也会选择不同的皮筋，给自己梳个什么样的头，她有这样的兴趣，只是我们有时候因为时间的关系捕捉不到孩子的想法，不能跟进。老师的建议非常好，现在梳头能满足她的心理需求，随着时间的推进，再大一点，她可能会主动要求梳什么样的头。有时她想要梳这样那样的小辫子，我想再大一点，她应该可以完成，而且将来妈妈和孩子的爱以分离为主，现在应该是将来分离前的一种安全的需求。

爱君老师：太好了，孩子在梳头方面有她自己的主见，把妈妈梳的否定掉，然后自己再做，这蕴含着孩子自身的力量，还有她的创意。孩子是独立的苗苗，所以我们呵护这种苗苗，也陪着这个苗苗长大。就像红梅说的，未来孩子还是要独立的，要离开的，即使将来孩子能梳头了，她也会想到，曾经有一双充满爱的温柔的手给自己梳头，她会回忆起当年小时候那种温馨，那种温馨感会一直陪伴着她，妈妈曾经给自己梳头带来的幸福感，会永远陪着她今后的日子。这是我的感触，红梅，不知道你会怎么想呢？

多妈：我觉得一定会像您说的那样。想起我小时候，家里孩子多，父母没有很好地照顾过我们，我对多多有一些歉疚，也是因为我小时候没有得到妈妈那么多的爱，才会有这样的需要。现在我们这么大了，有时小时候一个非常小的动作，会带给我们非常温暖的感觉，但是，不同的时代，有不同的情况，现在能在一件事情或一个过程中，把对孩子的爱表达出来，让孩子得到满足，就可以了。

爱君老师：谢谢多妈这么棒的分享，也让我感觉到，多多这么喜欢让妈妈梳头，这个背后有多多的智慧，她非常聪明地用这种方式建立与妈妈很强的联结。所以孩子是我们的老师，孩子很多时候会有创意地想出好办法，来提醒我们家长如何来爱她，从而让她享受更多的爱，让这种爱滋养自己以后很长很长的路。刚刚和红梅的交流，让我想起我自己孩子的很多事，如果多多未来长大了，想起妈妈曾经手忙脚乱给自己梳头，忽然不知怎么回事，特别愿意给自己梳头，特别用心，从原来的顾不上，到后来变成天天起来给自己梳了。多年之后，多多也许会好奇地问妈妈："好像有两个阶段呀，一个是急匆匆的，一个是特别有耐心从容的，你是怎么做到的？"如果这样问，红梅你会怎样回答？

多妈：孩子比较敏感，我想不用很久以后，可能过一段时间她就会问我："妈妈你以前总忘了给我梳头，怎么现在每天都给我梳头呀？而且你还学会了梳不同的小辫子。"我会说："是呀，宝贝，你不是希望每天早上妈妈给你把头发梳得漂漂亮亮的，这样你去上学就会非常开心吗？如果有时候妈妈接你迟了，或者你在裴丽阿姨那里的时候，就去摸摸你的小辫子，是不是也特别开心？"多多可能会接着问："妈妈，那怎么现在就能想出这么多的方法，来给我梳辫子呢？"我说："那当然，你上次不是告诉妈妈让妈妈去学吗？所以妈妈在街上碰见认识的阿姨，就问怎么梳辫子，你认识的那几个漂亮阿姨都教给妈妈了。"我会这样来回应她。

爱君老师：多多听了妈妈的话，会感受到妈妈很用心，不断向别人学习，另一方面也很有耐心，用梳头的方式让孩子感受到妈妈的爱，妈妈为自己创造了很多开心，而这个"辫子"也会伴随自己一天，在想妈妈的时候摸摸头发就会感觉到舒服了，感受到妈妈的一片盛情。这个时候，一个是小小的多多会有怎样的反应，一个是多年以后长大的多多会有怎样的反应，红梅，你看能不能尝试把两个阶段的多多的反应想象一下，描述一下？

多妈：如果是现在的话，多多可能会说："妈妈，亲一下，亲一下，亲好几口！"如果是长大了的多多，她可能会搂着我的肩膀说："妈妈，我常常会想起小时候你给我梳辫子的事情。还有，小的时候你告诉我我是从月球上来的，我知道，实际上我不是从月球上来的。你给我起了那么好听的名字，那么有意义，你就是希望大家都喜欢我。你还说我非常聪明，所以我的眼睛就非常漂亮。我小的时候，你那么忙还一直陪着我，带我出去玩，我非常感谢你！我也谢谢爸爸，爸爸给我那么多的力量，妈妈给我这么多的智慧，还有哥哥教会我很多的东西，妈妈，我真的很幸福！"她现在有时也会这样说："妈妈我真的好幸福呀，我有爸爸妈妈。"

爱君老师：我听到，现在的多多会用肢体语言"亲一下"，来表达对妈妈的爱和感谢，也会用简短的语言表达：我好幸福呀，我有爸爸妈妈。那么长大以后的多多，会用更丰富的语言表达她内心更丰富的情感。听到这两个阶段多多的反馈有肢体的、有语言的，红梅，你之前提到工作太忙，不能很好地照顾多多，觉得很累、很不舒服，此刻，你想对先前的那个感觉说点什么呢？

多妈：我想给之前的多多妈说："你确实感觉到很辛苦，其实大家都能理解，好多人像你一样，但是现在你想明白了，孩子对梳头的想法是孩子的需求，你也很好，你愿意做这件事，现在这件事看来已经轻松了很多，你一定也放下了很多。我知道一直以来你想做一个好妈妈，想给孩子们更多，但是现在你也不用烦恼呀，你看，就梳头一个小小的动作就让你的内心得到很多的力量，解决了你的很多困惑，我觉得你的做法非常好！你一直很努力，我觉得你一定会是一个好妈妈的！"

陪出智慧

爱君老师：先前那个比较困扰的红梅，现在会变成怎样的状态呢？

多妈：我现在觉得轻松了很多，不同的生活可以有不同的方式，我们能够从一个细小的地方，让我们的亲子关系更好，而不是做多么大的事情。我想，有的时候很普通的老百姓培养出来的孩子也很优秀，一定是细节的地方就做得非常好。

爱君老师：红梅可以从小的方面，比如梳头就做得很好，从而可以很好地陪伴孩子，给孩子高品质的陪伴，弥补不能长时间陪伴孩子的这种遗憾，我感受到了红梅的轻松。我也很高兴见证了红梅从原先的困惑、无奈、对孩子的歉疚等情绪中走出来，去更多地感受可以怎样陪孩子，让孩子感受到更多的爱，感受到力量，感受到幸福，自己也欣慰了，也放松自在了，这是非常美好的一个夜晚。今晚我们两个的交流到这里告一段落，红梅，你觉得可以吗？请你做最后的总结，今晚这样的对话让你最受触动的地方是什么？

多妈：很好，可以结束了，起初我只是想让大家陪伴我，因为我有很多说不清楚的内心的无力感，好累呀，好容易今天轻松一下，也向大家倾诉一下，然后听听大家的建议。但是在访谈中，我发现实际上自己是有方法的，我也完全可以做得到，不管周围的环境怎样，我对孩子爱的表达是可以实现的，我和孩子之间有很好的联结。当我内心很积极的时候，我觉得能做好现在，可能将来都不是什么问题了，简单来说就是这样，也谢谢大家的陪伴。

爱君老师：红梅，真好，感觉现在你很有信心，未来很有办法。今天晚上你愿意给大家讲你和孩子的故事，那么现在你有了这样的收获，你觉得自己最值得感谢的地方是什么呢？

多妈：我觉得我一直都在努力做一个好妈妈，不管我工作上的表现，还是生活中积极学习，与人为善，包括孝敬老人，我都是通过我的言行传递给孩子一种力量。妈妈虽然非常瘦弱，但也很坚强，妈妈永远都会支持他们，不管在什么时候，他们需要的时候，爸爸妈妈永远都是他们坚强的后盾。

爱君老师：红梅，你还有什么想要说的吗？

多妈：今晚非常好，之前也听过爱君老师对其他老师的访谈，可能听得多，总在想这是用了什么样的技巧。今晚跟随老师，我悄然地发现了自己积极的一面，很纳闷，以前竟然没有发现。看来当咨询师是非常棒的一件事，真的能让来访者的智慧迸发出来。每个人的内心都有智慧，尤其是孩子，虽然他们有时不会表达，但他们表现出来的行为和需求，真的太有智慧了。我感觉我的孩子太有智慧了，我一定会成为一个好妈妈，谢谢老师，让我见证了叙事的力量。

爱君老师：太感谢了，红梅你的这番话，见证了叙事的力量，咨询师的智慧的确会陪伴出来访者的智慧，也会陪伴出妈妈眼里的孩子的智慧。看到孩子的智慧，你感觉到这是不断传递的，用智慧来传递智慧，用智慧来挖掘智慧的状态。"迸发出来"，自己的意念悄然发生，原来觉得不太可能，怎么可能？然后就发生在自己身上。红梅在说自己的体验，而我也在体验，同时还是在见证，我们一起合作完成了这个过程，我也特别有成就感。

局外见证人团队的见证

流星：

大家好，爱君老师好！听了多妈说的，我感触特别深，因为我在教育孩子方面，有很多不足之处，孩子现在的问题，也让我有很多困惑。今天多多妈妈的叙述，还有爱君老师的访谈式的叙事，让我也有了力量。

首先就从多多妈给孩子梳头这件事来说，我特别羡慕。有一个细节，就是多多因为没有梳头而披着头发，但你们没有一个人强迫她必须把头发梳起来。我感觉到你们对孩子的尊重，这一点我做得特别欠缺，如果孩子不按我们的要求来，我们就会强迫他必须怎么样。孩子当时比较小，在我们的强迫下会委屈地接受，但是他现在大了，完全要按照自己的意愿来，这就会出现很大的问题，这是一方面。

还有多多妈后来想到的，孩子将来怎样梳头的事，多多妈之前就说过孩子出生时的一些特别的说法，我发现多多妈特别注重对孩子的教育，这也是我所欠缺的。有时听别人说，我觉得我也应该跟孩子说，可是不知道怎么说。

爱君老师说到妈妈挑鱼刺的事，我也很有感触，我和我妈妈之间的联结一直不是太好，妈妈做的好多事让我感觉不到爱，但是我刚才听了妈妈挑鱼刺的事，我觉得我妈妈也做了好多，只是我没有感觉到。

还有我联想到，我孩子爱玩游戏，只要他闲下来没事的时候，总是摸我头、掐我脖子，我感觉到疼，有一种受欺负的感觉。刚才在你们对话的时候，我在想，我为什么会有这样的感觉——烦躁。小的时候我哥哥特别喜欢把我弄痛，捏我鼻子，拔萝卜，我很疼，但因为我小，想要巴结他们，不敢拒绝。听到多多让妈妈梳头，我想到，孩子是想爱我、和我联结的，结合我小时候的事情，我以后要和孩子谈一谈我的感受，可以要求孩子换种方式和我联结，或者我接受孩子的方式、行为，认为就是对我的爱。

爱君老师：

谢谢流星，非常棒！你听得非常专注，谈的几点感受很切合自己，由故事引出故事的感觉，非常棒！

秋英：

通过爱君老师和红梅老师的访谈，我感受到红梅老师这个妈妈做得很用心，一直在努力，这让我很感动，让我想到在以后跟我儿子的沟通交流中，也要做到高品质的陪伴，可以在平常生活中，从小事做起，让儿子感受到我们的爱。

风之舞：

非常感动，我和多妈先前通过叙事交流认识，感觉多妈特别好学，包括催眠课程的学习，都是特别用心，这是我需要向多多妈学习的地方。

今天晚上我的感受是，多多妈愿意特别用心地去对待孩子，去关心他们，用爱心培植孩子的好品质。从什么地方看出来的呢？从说儿子上高二了，非常不错，从妈妈口中得到儿子也非常不错，这个儿子也非常幸福，在儿子的成长过程当中也是下了很大功夫去培养的。那么，多多妈在遇到多多这样的情况，不能用很多的时间陪伴时，便带着这样的愧疚来接受访谈，在爱君老师细心的陪伴中，多多妈的顿悟、说出来的情感、流露出的精神状态的改变，让我觉得多多妈很可爱，可以从一件事情当中，顿悟到应该怎样去做。

今天访谈之后，相信多多妈会有更多的爱流露出来，而不是再用愧疚的心态去面对很多的事情，因为我觉得小宝宝真的是特别聪明，妈妈用什么样的方式对待自己，孩子能很细心地感受到。多多妈妈说多多是很敏感的，这个事情不用等到很久，过两天她就会问："怎么现在梳头会变很多的花样？"我觉得孩子真的是很聪明很智慧的。这一点感受到多多妈妈很用心、很细腻的爱。很赞同多多妈的说法：孩子不在乎时间是否会有很多，更高品质的爱、更高品质的陪伴更重要。

梳头这样的小细节，让我想起来，很多我们童年的记忆中和父母有关的、可能父母都没感受到的事情，却会在我们的儿时记忆当中留下难忘的印象。就像爱君老师说的挑鱼刺的事情，多多妈妈说的梳头的事情，我也记得小的时候，妈妈就没空给我梳头，是爸爸给我梳头，因为小女孩爱美，梳头真的是和父母联结的一种方式。当时妈妈养育五六个子女，不太能关注到怎样细心地陪伴孩子。我就记得我梳了个小子头，包括我上师范的时候，留的都是小子头的照片，我也挺想念爸爸给我梳辫子的感觉，很好。我觉得多多妈的访谈给我们很多启发，非常感谢多多妈，让我们感受到，孩子很多细腻的爱是从我们很多细腻的关注当中开始的，带着我们的微笑，带着我们的爱去关注孩子做事情，会和孩子创造很多甜蜜的回忆。

爱君老师：

谢谢风热情洋溢的反馈，我能透过你的声音和表情想象到你的小子头，哈哈！

石头：

多多妈把给孩子梳头当作一个问题来探讨，已经说明多妈是一个十分用心的好妈妈，细节也能传递父母浓浓的爱，让我非常受益，谢谢多妈，谢谢爱君老师，谢谢各位伙伴！

爱君老师：

石头老师的话很有分量，感受到了石头老师的感动，很宝贵。

陈陈:

今天晚上的访谈我觉得如行云流水。多妈给我印象最深的就是谈到给孩子梳头那个场景。多妈发现孩子在梳头背后有这么智慧的表达,其实是想要跟妈妈有更多的情感联结,她进而想到了高品质的陪伴,梳头是自己给孩子的一个固定的、确定的仪式或方式来表达爱,可以让自己安心,未来也会带给孩子很多美好的回忆。我觉得多妈情感很充沛,思维很清晰,而且很高兴也很放松,描绘得也特别让人舒服,我觉得那一段访谈特别特别好。

多妈工作确实非常投入,非常敬业,同时希望能够多陪伴自己的孩子,是一位很懂得反思的妈妈。上一次我们也聊过,当时就说到了可以用叙事的方式和孩子去对话,这也是爱君老师提出来的一个点子,当时多妈就说其实平时就可以用到,我觉得她是一位非常用心的妈妈。虽然大孩子已经很大了,但是她一直在做妈妈的角色和身份这条路上总结着,希望给孩子更多的爱和更高品质的陪伴,我很欣赏对工作敬业、对孩子用心的妈妈,为孩子尽心尽力的这样一份心。我也向多妈学习,成为多妈的样子,不仅要把自己的事业做得好,还要把母亲的角色担当好,因为孩子的童年很宝贵,错过了就很难弥补。

还有就是,多多很可爱,特别大方,就像多妈描述的那样,多妈很容易进入角色,好像变成了多多一样,那种语气、形象,很活灵活现,我感觉多妈平时和孩子也有很多的交流,要不然不可能用孩子的形象和语言这么生动地表现出来,我觉得就像多妈说的:等多多长大了以后,她会感谢爸爸给了自己力量,妈妈给了自己智慧,哥哥教会自己很多东西。我感到一家人其乐融融,可以想象他们之间爱的质量是非常好的。

多妈这样用心努力去觉察，在自己力所能及的情况下去改进，确实是一位非常智慧的妈妈，我也学到很多，满满的收获，相信带着这样学习的心态我也会成为一个充满智慧的、学习型的妈妈。这是一个非常温暖、非常好的访谈。

对局外见证人团队见证的反馈

多妈：

今天晚上我的收获真的是非常多，非常感谢大家的陪伴，大家说我是一个用心的妈妈，我感觉好受鼓舞，好开心，感觉在叙事的家庭中，很温暖！今晚感受到很多的力量，增长了很多的智慧，接下来，要像大家说的那样做一个智慧的妈妈，让我的孩子更加健康、美好地成长。今天我能"蹲下来"和孩子交流，特别细腻、耐心，来自叙事给我的启示，让我愿意做一个温柔而坚强的妈妈，非常感谢大家给我的见证！

世界上所有的妈妈都想给孩子爱，但是时光确实不能倒流，包括在我儿子的成长过程中，有些事情确实做得不够好，今天我感受到叙事对我们的家庭，尤其是对孩子的陪伴，能给妈妈更多的力量，让孩子更好地成长。

今天，我感受到了如何激发一个人的智慧，让她有顿悟，虽然我们还没有这样的技巧，但我相信真的有这样的存在和力量，有爱君老师的智慧，有各位家人的陪伴，非常开心，我觉得当下我的每一个选择都非常智慧，非常感谢大家的陪伴！

爱君老师：

谢谢红梅，我感受到你内心对大家的珍惜、对大家的感谢。也非常珍惜你今晚能这样来跟我们分享你和孩子的故事，让我们感受到一位母亲，在医院做管理，非常辛苦敬业地工作，想要在不同的角色中更好地做自己，既能做好工作，又尽可能多地照顾孩子，高品质地陪伴孩子，能从梳头这件小事中看到孩子对爱的呼唤，自己能回应孩子这种爱的需求，给足孩子饱满的爱，所以我也一直在感动。

我自己的孩子是个男孩，所以没有机会给他梳头，我一直很庆幸，担心如果生的是女儿，我可能根本没有耐心给她梳头。

我小时候也梳辫子，家里人给我梳，后来家里人顾不上我就自己也梳过一段时间，先是扎马尾，后来就剪短发了。今天早上梳头的时候，就像风之舞老师回忆爸爸给梳辫子，我也在想我的头发要是留长，或是梳两条辫子，会是怎样？会不会找到七八岁小姑娘的感觉呢？梳头让我们回忆起小时候的感觉，回忆起爸爸妈妈给自己梳头的温馨，都想变成多多，享受红梅妈妈温暖的双手给自己梳辫子的感觉，这些感觉把我们带回到了童年，带回到母爱的怀抱里。

今晚，我们在互相滋养、互相支持着，感受这种氛围、力量、智慧、温暖，感受对孩子、对家人更多的细心，原来可以这样高质量陪伴我们的家人，我们这种经验越来越丰富了，真的是无比美好的夜晚，我们一起听故事，一起从故事中汲取生命的力量。

红梅整理于2016年国庆期间

芳芳与小白猫

陪陪那个"退缩"

爱君老师：今天晚上我们的主角是芳芳，芳芳准备好了吗？你在讲述自己的故事前，想要先对大家说点什么吗？欢迎上麦！

芳芳：爱君老师好，伙伴们好，我准备好了，我先说呢，还是怎么开始呢，爱君老师？

爱君老师：芳芳，你准备好的话就先说，在说之前，你有什么样的愿望，可以先给大家交代一下，我也特别注意一下，这样在交流过程中，可以更适当地回应你，更贴心地陪着你往前走，你看这样好吗？

芳芳：好的，我这样说话听着清楚吗？我今天离麦有点远。

爱君老师：很好！

芳芳：好的，爱君老师，那我就这样说。我在上次听咱们的录音时有一种冲动，忽然觉得自己脑子里想的全是一些乱七八糟的东西，想跟爱君老师说说，于是就在QQ里呼叫爱君老师，然后爱君老师回应说"在"，就聊了几分钟，几分钟聊下来我就觉得心里轻松了很多。当时爱君老师说没有时间，如果下次有时间，可以到课上说，然后我就期待着在咱们上课时，爱君老师能陪陪我。

我最近一直在想什么呢？可以说是自己性格上的一个缺

点吧，我不知道说缺点是不是有点不太好，但我也不是贴标签，就是这么一个意思，我觉得自己老往后退缩，做什么事情也不积极主动，对自己在这方面的表现不满意，这就是我今天的一个期望。我可能说得会乱一点，因为我在本上写了好多，也可能在说的过程中不完全贴近这个愿望，到时候根据情况，爱君老师再问，我们再展开再聊吧，好吗？爱君老师。

爱君老师：好的，那我想再确认一下，你刚才提到说感到自己性格上退缩，感到对自己不满意，那你自己的愿望是什么，能再重复一下你的愿望吗？

芳芳：其实我感觉到自己性格上有退缩后，有时候就想能不能有人给我分析分析，看看这个是怎么来的，当然咱们咨询上说，当你不纠结这个问题时，不觉得它是个问题的话，就不需要咨询，所以我有的时候觉得自己这样非常不好。我的愿望就是老师能陪伴我，如果能找到原因的话，让我对它有个清醒的认识，我觉得很好，就知道接下来该怎么做。如果说这个"原因"——咱们之前也说过事情不一定非要找原因——如果不找原因的话，我希望自己在以后可以更主动一点，有时候我想是不是自己情商不够高，退缩跟这个也有关系呢？希望在这方面能得到爱君老师和伙伴们的一些指点。

爱君老师：芳芳，我听到了，你的意思是想对退缩有更多的了解，用叙事的角度外化并解构退缩，希望对它有更清醒的认识，看看以后是不是会主动一点。你还提到了情商，觉得退缩跟情商有一定的联系，会带给你一些负面的暗示。那么我们今晚就陪陪那个退缩，这样好吗？

芳芳：好的，爱君老师，那么我就可以开始说了是吗？

爱君老师：如果你希望我来回应的话，你就可以呼唤我，如果你还想继续说下去，你就直接继续说。另外，如果你想陪退缩的话，可以给退缩另外起个名字，当然，如果你觉得还是想讲一些事情，那你就可以先讲故事，而不必马上给退缩命名。好吗，芳芳？

退缩的种种例子

芳芳：好的，爱君老师，就是老规矩，我说完了呼叫你，知道了。那我就先不起名字吧，我现在想名字也想不出来，我先说说这一段时间的想法，我的这种想往后退的想法，具体有哪些表现和行为呢？比如说在咱们群里，还有其他的同学群里，我好像都不说话。当大家说一个什么东西时，我看爱君老师反馈得特别好，听着特别舒服，我自己有时候不知道怎么反馈。有的时候觉得自己也有话要说，但是想了想算了吧，不说了，就往后退缩，我意识到这样不好。比如说有时就不想跟同学联系，包括我一个最好的同学，她最近生孩子，我老公也说："哎，你怎么不问问她生了没有啊？"我说我不想联系，也不是说不关心别人，就是那段时间不想联系，就想孤单地待着吧，老有这种感觉。一方面觉得同学嘛应该多联系，或者在咱们群里说说话挺好的，因为有的东西必须得表达，不表达的话别人也不知道你的心思，但是自己就是能往后躲就往后躲——存在这样的一种状况，爱君老师，我先说这些。

爱君老师：我听到你举了一些关于退缩的例子，尤其说到自己想怎样又不想怎样，想说又算了，想联系又不想联系，好像蛮有依据的，接下来你是想对退缩做更多的补充，补充一些例子呢，还是希望我好奇这个退缩，我们往深处多看看它？芳芳，你看选哪一个？

芳芳：要不我再说一点，爱君老师，我自己有一些联想：是不是我害怕自己事情做不好，所以往后退？是不是我潜意识里在条件反射地往后躲？什么事情也不想往前冲，不想承担一些责任？包括我在公司做财务报税的工作，每个月初报税的时候，我每次都要问一个朋友，因为她是比较资深一点的会计，我每个月都会问她一些东西。今天还问了她一个问题，她告诉我之后，我试了一下，发现不对，然后自己弄好了。后来我跟她说我每次都得问一下你才能确定，她说："其实你都知道，但是你不确定。"我一想确实是，但是自己心里就是如深蓝老师说的那样往外求，觉得别人跟我说怎么做，就有了依靠、依据，就会比较放心，但是没说的时候，我心里总是担心，这样做对不对呢？万一错了呢？总不敢放手去做。有时会联想到会不会是因为自己在家里是老小，没承担过什么责任，成家后我老公比较大男子主义，家里的事我跟他商量，他也不听我的，他说你爱干啥就干啥吧，结果养成了我这种什么事情也拿不定主意的样子了。就是这样，我有时候会乱七八糟地想一些东西，就好像爱君老师说的"找了一些依据"。就比如说最近带我妈去看病，跟我妈待一起的时间比较多。我们去太原看，当我有一些想法出来跟我哥商量时，我妈就会说"那哪行啊！那怎么可能啊！"我们说什么，她就是这样的话，然后我脑子里忽然就有想法了，我说："妈，你可别这样说哦，可能就是你老这样说，都影响我的性格了，因为什么事情连想都不敢想，怎么能做成呢？"我就会联想到这些地方去，为自己的不敢承担、往后退缩找一些原因。这就是生活中真实发生的事情，不是我杜撰出来的依据，我都不知道这是怎么回事，爱君老师。

小猫的谦让与困扰

爱君老师：芳芳举了妈妈的例子来说明这个情况，好像是自己的退缩有点传承了妈妈的特点，再说下去我想还会有事实依据来证明芳芳习惯于退缩。此刻我就在想，如果说退缩是一个有生命的什么，能不能试试起个名字呢，芳芳，你看这个时候是不是可以起名字了呢？我感觉这个退缩它似乎是有生命，也是有需求的，它也是有它的策略的，它也可能有它的渴望，所以我想让你给它起个名字，一起来看看它，你看怎么样呢，芳芳？

芳芳：爱君老师说起名字的时候，我脑子里想了一个动物——白白的小猫。小猫一般就是缩在那儿嘛，小小的，很温顺的感觉，"小白猫"这个名字可以吗？

爱君老师：当然可以了，你这个联想很形象，有色彩，有大小，还有"缩"这样一个动作，缩在一个小角落里，我感觉有太阳照进来，暖融融的。"小白猫"这个名字很可爱，我想这个名字带给我们可爱感觉的时候，这个退缩就不是单纯让人不喜欢、让人讨厌的对象了，似乎有它可爱的地方。那芳芳你想一下，这只小白猫有什么可爱的地方，让它这么长时间，也就是很多很多时候，被你揣在怀里，让你放不下它，你想想看，有什么样的缘由？

芳芳：如果说往后退有好处的话，就是不跟人争，比如上公共汽车，我一般就是往后走，等别人先上，上完了我再上。包括上次的事情——希望小树苗老师听了不要生气——上次跟爱君老师说要在课上访谈我，可是在读书会时，小树苗问爱君老师明天有没有主题，没有的话她上（也就是做来访者，接受爱君访谈）。我当时第一个念头就是可以让小树苗老师先上，我觉得我可以往后，也不是刻意，就是自己下意识地让别人先来，而不会说："不行啊，我也急得不行，我也很难受！"我想说，如果说它有一个好处的话，就是"不争"，爱君老师。

爱君老师：那你说到这个不争，是很谦让的，尤其说到上次跟小树苗老师两个人都想做个案的时候，你下意识地不争，发自内心地愿意让出，那么当时你心里有没有一丝委屈，有没有一点不得已，有没有一点失落，有没有这些情绪呢，芳芳？

芳芳：基本上可以忽略不计，如果说一点都没有的话，也不能说得那么绝对。基本上不会有困扰，就是不觉得有什么难受的地方。

爱君老师：也就是说有一丝丝的失落，但是可以忽略不计，不觉得是困扰。但如果你身边有另一个旁观者，了解到你原本鼓足勇气愿意来讲，却轻易把机会让给了小树苗老师，那个旁观者会怎么看你，会对你说什么呢，芳芳？

芳芳：如果有旁观者看到的话，他会对我说什么，是吗？他可能会说："哎，你不是也想参加吗？你怎么不再争取一下呢，或者把自己的愿望提出来呀！"可能旁观者会给我这样的建议吧，我这么想的，爱君老师。

爱君老师：哦，一个旁观者的建议是鼓励你争取一下，那另一个旁观者比如我，我当时真的是旁观者，我多多少少也有当事人的感觉，我内心是很羞愧的，因为是我主动邀请你，我说"你的情况可不可以作为下周二的主题"，是我主动提出来的，你当时是说在考虑，我觉得你好像基本上答应了，正好我那时电话响了，也没再和你敲定，我是觉得我工作没做好，这是我的一个疏忽，我是有些愧意的。当你愿意请小树苗先说的时候，我的愧意就放下了，尤其是听到你的声音，你真的是很乐意请小树苗先说的，不是带着委屈不得已，不是带着不高兴做出那种选择的，所以我也很欣慰，我心里小小的担心就不存在了，我也挺感谢你的。

所以作为一个旁观者，我觉得你的那个所谓的"小白猫"出场，让我们三方，就是小树苗、我、你，我们三方都达成了和谐的状态，尤其是小树苗老师讲了那天外甥女的情况后，我们发现的确是头等重要的事情，我们应该照顾小树苗，而芳芳老师在不了解的情况下，就主动地这样做，我也感受到芳芳的这种大气，那种急人所急，宁愿自己退一步来成全我们的一种美好的心意。所以从这里看，那个退缩的小白猫，它真的好可爱，好让人尊敬呀！那么芳芳，你作为小白猫的主人，在听到我这样一个旁观者的感受后，你是怎样的感受呢，芳芳？

芳芳：其实爱君老师没必要内疚，那天确实是你那边比较着急接电话，所以最后咱们也没确定地说下周二就定了我的主题，后来小树苗说她那边很急，我想我这个事情几十年了，也不着急这一周，再等也是可以的——不知道我这样说，小树苗会不会不舒服，觉得我在争什么——其实我不会因为她先说了有什么不高兴，我是拿这个事情来说说我在很多事情上面有这种本能的让给别人的特点。当然像刚才爱君老师说的，这点在别人看来也算是一个优点，不会让对方觉得尴尬，这是它好的一面。我觉得任何事情都有好的一面也有不好的一面，这个事情好的一面是说它不跟人争，但是在一些事情上面，我又感觉它对我有困扰，尤其在人际交往上和工作上让我很纠结。就觉得为什么自己不能大胆放手地去做呢，这就是小白猫对我造成的困扰，爱君老师。

不厌其烦地请教

爱君老师：哦，我听到了，一方面小白猫是谦让、是美德，成全别人，另一方面是给自己造成困扰，这就不是谦让了，而是一味地退缩，让自己纠结。你前面举的例子，每个月报税要问一个朋友，这算不算困扰自己的一个例子呢？如果有另外的例子，也欢迎你说说。

芳芳：这个事情也算是困扰我的一个例子，就是在做一些事情上拿不准、不敢下手的感觉，就像今天她回我的那条微信：其实你都知道，但是不确定。她说了以后，我一反省，还真是这样，就像刚开始我照她说的去做了发现是错的，后来自己弄对了，当看到她回我的微信后，我想说好像就是这样。可是为什么我大多数时候都要问一下才去做，不问之前不敢做呢？无非就是错了再改嘛，可是自己就是迈不出去，非得要问了再做。这就是我举的一个例子，爱君老师。

爱君老师：芳芳，我想了解，你负责公司财务报税，这个工作持续了多长时间，有几个月了？

芳芳：从5月份到现在，有8个月了。

爱君老师：哦，8个月了，这8个月里，每次到报税的时候，你都会特别谨慎小心地去问朋友，那你的朋友对你去问她是怎样的态度呢，芳芳？

芳芳：我那个朋友特别好，说到朋友，我就觉得我周围都是好人呐！那个朋友其实是我孩子小学同学的家长，当时接孩子时认识了，知道她是做会计的，初中、高中这么下来也好多年过去了。当时我们都留了电话，当我做会计后有不会的地方时，我就想到了她。我每次问她，她都会说："没事、没事，你说吧！"我每次打电话都不好意思，但是不好意思也得打呀，怕自己弄错，因为每个月都不一样，所以打电话时都会问她："忙不忙呀，有没有时间？"她总说："没事，你说。"我说："你看，每次都要麻烦你！"她会说："没事的，你有啥不明白的问我就行。"人特别好。

还有一个朋友跟她是同学，也是学会计的，我一般有事情要请教时就会问她们俩，她们俩态度都特别好，我有时会觉得自己很啰唆，问一遍问两遍的，可是她们没有不耐烦，我觉得好感激她们呀！爱君老师，我说完了。

　　爱君老师：哦，她们两个都不厌其烦，你好像自己不好意思，但是她们都说"没关系呀，你问吧"，她们不厌其烦的态度，一方面是她们人很好，那另一方面跟你有没有什么样的关系？她们怎么会愿意你不厌其烦地问她们，芳芳？

　　芳芳：她们怎么会愿意我不厌其烦地问她们？我觉得就是她们人好。我有次要跟这个住得近的朋友借个打印机，她帮我问了好几个人，那天后来不早了，我得知她回家后也是一个人，于是我们俩就一起简单吃了点饭，聊得挺好，挺高兴的。我觉得，因为孩子是同学，大家是同学家长，在生活中并没有深交，不像她们之间原来就是同学，多少年在一起，而我们之间联系较少，但是只要跟她们联系，她们就会非常热情、主动。刚才爱君老师问的是什么呢？我说得忘了。

　　爱君老师：我听到你不断联系她们，她们也不拒绝，而且你跟其中一个一起吃饭，聊得挺好，之前并没有深交，现在她们也愿意不断地帮你，我觉得你跟她们很投缘，你眼里的她们有没有可能也是她们眼里的你呢？你眼里的她们是什么样的人，她们又是怎么看你呢，芳芳？你能不能试着用她们的眼睛来看看你呢？

　　芳芳：她们眼里的我，会觉得我这个人比较好相处，好多人都觉得我这个人比较温柔，从长相上会觉得我温柔、好相处，她们可能会是这样看我的。刚才老师问说她们怎么看我，我也觉得我还是比较好相处，不会有那些吹毛求疵的毛病，不会挑别人这儿不好那儿不好，相处起来比较舒服吧，爱君老师。

　　爱君老师：哦，芳芳，听到了，她们眼里的你是温柔的、好相处的、不挑别人的，那她们跟你在一起也会很放松吧？所以你打电话问她们，她们也不会觉得烦。我刚才在想，你说8个月了，每月报税都会问她们，她们也不会烦，那我很好奇的是，通过不断地问她们，这8个月报税有没有出过错？中间发生问题再修正的不算，有没有报上去之后出错的这种情况，芳芳？

芳芳：没有错的，因为她们都干了很久的会计，平时兼好几个地方的会计，当我这儿出现小状况时，她们见识比较多，会跟我说怎么调整，所以没有出错，我非常感激她们。

爱君老师：我想，做财务的人都得非常非常小心，这样都难免出错，那你自己报了8个月的税也没有出错，首先就是你很虚心地向她们请教，而同时她们又很有经验，所以她们的经验，还有她们曾经的教训，也都变成了你的经验，帮助你把工作做得这么好。所以我在想，那个退缩的"小白猫"，愿意不断地带着谦虚去请教有经验的人，还和这些原来没有深交的人慢慢交往，人家也觉得很舒服。可见，这个退缩在报税方面是特别特别珍贵的，一方面让你不出错，一方面也让她们跟你有了深厚的友谊，而她们也通过帮助你实现了自己的价值，就是觉得帮到你了，她们也会很开心吧，芳芳，是不是这样呢？

跳舞转圈似的

芳芳：是的，爱君老师，在她们这么长时间的帮助下，除了有时候我自己操作上有一些小失误外，没出过差错。爱君老师，你刚才说通过帮助我实现她们的价值，我不知道这点她们怎么想。我每次求助都会不好意思，但她们都很热情，我就觉得自己遇到的都是好人。你看在咱们群里，当我有什么问题跟爱君老师说，或者跟风之舞老师说——今天风之舞老师没来——大家都非常热情地回应我，我就觉得自己怎么这么幸运啊，大家都是这么好！爱君老师还记得吗？有一次听雨老师说儿子冷淡啊，其实我觉得自己性格里也有这种情况，有时候我跟大家联系少，但是我觉得我周围的人都这么热情。我觉得以前的冷淡从精神分析的角度来说是不是自己的一种投射呀？就是说自己是这样，所以就投射到别人也是这样，但是反过来看大家都不是这样，就觉得心里非常感激、非常感恩，爱君老师，我说完了。

爱君老师：哦，芳芳，当你说遇到的都是热心的人，大家都很热情、包容，让你想说什么就说什么。那天我九点钟刚到办公室把电脑放下，打开电脑就看到你的信息，我当时脑子里本来是构思了一篇文章准备写的，可看到你问"在吗"，我说"在"，然后就语音了几分钟。你当时告诉我你不想说话，不想参加活动，但是听了我们妈妈班的活动录音，就很想说话，于是就主动联系了我。当时我虽然很忙，后面还有事，但是很乐意留出几分钟跟你聊，如果不是有电话来，我可能还会多留点时间。幸好我们当时停下来了，因为我后来那个电话很重要，打了有半个小时，涉及很多事情。不过在那样忙的情况下，我还是很乐意跟你交流的，所以从我的体会上，那两位孩子同学的家长可能跟我有类似的感觉，就是你主动热情的呼唤让她们觉得我是被你需要的，我满足了你的需要，我觉得我有价值，而且时间又不长，你还特别体谅我，问我忙不忙，后面我跟你说有事，你也很理解地停下来，没有耽误我的事情，很体谅我，同时我也满足了你想说话的欲望，我这边也很开心，你那边也很开心。后来你周二反馈说，虽然聊了几分钟，但是让你放松很多，你的这个反馈让我很喜欢，我想你的这种互动方式也在鼓励人们愿意热情地去帮助你，芳芳，这是我作为一个当事人的感受，你看她们会不会也有类似这样的情况？

芳芳：爱君老师这么说，我心里觉得很温暖，其实我本来有一些揪着的地方，爱君老师这样的反馈很给力。因为那会儿我就突然想跟你说话，于是就呼叫你，问"爱君老师，在吗"，你回复说"在，芳"，我觉得好亲切呀，一般咱们的回复是"在"，但是爱君老师回复"在，芳"，我一看就觉得特别亲切。后来我问您能语音吗，您说能，我还没拨号，您就先拨过来了。虽然咱们只聊了几分钟，但立刻就觉得很轻松，有种就好像人在跳舞转圈似的那种轻松、愉悦的感觉。刚才爱君老师说，我周二反馈跟您聊了之后很轻松，我的这个反馈让爱君老师很高兴。其实有时候，我总感觉当我在求助你时，会担心给你带来麻烦，觉得你的时间被我打扰了，内心很过意不去。我想有时候我这种冷淡、不想联系，是有这种因素在其中的，会不会打扰到人家呀？会不会把人家的安排打乱啊？会有这样的小纠结，刚才爱君老师这样一说，我就放下了。

感谢退缩

爱君老师：嗯，你这样一说呢，我就理解了，你有时候说的退缩，不是不敢，而更多的是在考虑对方方便不方便，就好像上公交，你不抢，是谦让。同样当你想跟别人联系的时候，你首先想到的是人家忙不忙，会不会打扰到人家，你是设身处地地去体谅别人，所以你这个退缩可以换一个词，我想想，你也想想。就是你这种退缩，既考虑到自己的需要又体谅到别人，这个退缩是不忍心打扰别人，也是对别人的尊重，我觉得这样去解读、去解构，会发现更多的意义和价值。芳芳，你同意吗？

芳芳：爱君老师的这种解读我听了以后很高兴，我原来总觉得退缩是我身上的一个缺点，觉得自己做什么事都做得不够好，一点儿都不喜欢自己身上的这个退缩。爱君老师的解读，让我觉得我有点喜欢它、接受它了，也许正是这样的退缩，让别人跟我相处舒服，它是对我的一种保护，或者说是一种眷顾。

爱君老师：你刚才说保护，又说到了眷顾，我听起来感觉很温馨。这个退缩是一种眷顾，不只是对你的眷顾，也是对互动对象的眷顾，就好像你想联系我的时候问我忙不忙，表面看好像是有一点退缩，其实这不是退缩，这是礼貌、是尊重，也是看我的情况嘛，是一种很好的交流方式。如果当时我真的很忙，我会说对不起我很忙，你再等我半个小时，或者中午12点再联系。总之，如果那会儿我腾不出时间的话，我可能会跟你另外约时间，这样的话你也不会失落，你主动的问询让我有机会来协调，这是一种非常好的交际习惯。就像我们平时打电话，接通后会说："你这会儿说话方便吗？"如果是很急的事情，会说："我现在有很急的事，你方便吗？"对方一听说很急，他们有事也会停下来，如果一时不方便，也会说再过5分钟打过来或打过去，我们这样协调都是很好的。有时我们手边有事情忙，对方打电话过来事情又一时说不完，我们没法一心二用，听电话的同时还得做手边的事情。所以说主动问对方"方便吗"是一种很好的习惯。芳芳，当你此刻想到这是尊重对方的一种表现的话，你还会为那个退缩而纠结和自责吗？还会认为自己性格不太好吗？

芳芳：爱君老师的陪伴，让我对退缩有了重新的认识，真的有点感谢它了。我原来觉得它是我身上的一个缺点，而且它困扰我好久了，总觉得自己没有能力、没有勇气，然后还会给它找很多证据，阻碍了我很多事情。爱君老师这样说，让我把它放下了，觉得它真的是对我的一种眷顾，可能正是因为这样，大家跟我相处起来比较舒服，才会有很多人来帮我忙，这让我能够重新去看待自己身上的这个特点，也不叫缺点了。

退缩的别名叫认真

爱君老师：重新看待身上的这个特点，它不是缺点，可能还会是优点呢——它让我看到谦让，包括在公共场合的谦让和我们房间里的谦让，还有你的小心谨慎负责任。比如报税，你不厌其烦地去问别人，虽然有时会觉得不好意思，但还是去问了，这样不仅不是退缩而且是负责任，希望自己的工作能够做得完美无缺。做财务是很麻烦的事情，所以你的这种小心谨慎和不断请教有经验的人避免犯错误，我倒觉得这正是一个做财务的人的一个特别大的优点，我想假如你没有三思就去行动，之后发现自己有错误再修改，动不动出错，然后不断地犯错修改、犯错修改，也许人家会觉得你不适合做财务，你可能要改行做别的了。我刚刚这样一个假设，芳芳，你觉得有没有可能？

芳芳：是的，爱君老师，我就是这样子，必须得认定了、确定了是正确的，才敢下手，因为现在网上报税是比较麻烦的，错了之后要撤销，我觉得跟税务打交道比较头疼，所以都是等确定了才下手操作的，反而更加认真，好像可以给退缩换个名字，改成"认真"，就成了一个优点了。

爱君老师：我觉得是认真也是严谨，态度严谨，一丝不苟，这是做财务工作的一个非常好的素质。在我的印象里，做财务的，一般两人之间也要互相核对，补充意见，以防出错，我不知道芳芳你那儿有没有跟你核对的一个人吗？

芳芳：没有，这是一个朋友的小公司，人员不多，也不用坐班，有事情的话我就会过去做，所以没有商量的人。爱君老师刚才提到商量，我好像就爱跟别人商量，遇到事情商量了我才去做。比如有时我要在网上买个东西，总爱问老公意见，他会烦我这点，我有时也会为这个生气，觉得自己为什么不能拿主意，总要问他呢，老需要别人确定了才去做呢，就像前面深蓝老师说的"向外求"，这好像又回到原来那儿了，爱君老师。

爱君老师：哦，虽然是向外求，我记得你前面说，有一次你发现不对，就自己调整了过来，这样看来，虽然是向外求，但最后拿主意的还是你自己，是不是这样呢，芳芳？

芳芳：是，一般是。就好比前面说的买东西的时候，我会问老公的意见，如果和我想的不一样，我会衡量一下，要是最后我觉得不适合，还是会坚持自己原来的选择。

爱君老师：这样说我感觉你不是没主意，不是依赖，而是慎重，不管是买衣服还是报税，你都希望不要出差错，希望别人也来帮你把把关，如果她们的意见是错的，则能引出你正确的想法，你会更有把握。我感受到，你善于采纳别人的意见、倾听别人的意见，从而让自己避免出差错，这样理解是不是可以呢，芳芳？

芳芳：我之前会觉得是自己拿不定主意，爱君老师的解释让我觉得这是慎重。

小猫也会上下班

爱君老师：那这样来说，那个退缩的小白猫此刻好像有了很多很多的名字，它身上有了很多很多的特质，你试试看，小白猫它有哪些名字，有哪些特质，可以做个小结吗？

芳芳：今天爱君老师的陪伴让我变得轻松了，我之前总觉得自己身上怎么这么多问题呀？一次次的陪伴好像总解决不完。学了心理学后，有时会给自己套很多东西，今天爱君老师的陪伴让我意识到，我所认为的缺点，其实可能是对我的一种保护，算是我和别人接触的一种方式，这样的方式让我和别人接触起来没有距离，或者说这样的方式会让对方感觉到自己的价值，因为我这么长时间来确实能感觉到她们没有不耐烦，真的很耐心。从对方的反馈里，我感觉到并没有像我自己想的打扰到了别人。现在我就感觉把那个退缩放下了，不再揪着了，不再把它想成是缺点，而是对我的保护，对我的一种眷顾，是一种爱护。谢谢爱君老师，我就总结到这儿。

爱君老师：哦，我听到你有这么多的夸赞，原来小白猫在主人的眼里是不好的，而现在它是那么可爱，是眷顾主人、保护主人的，让主人做事更稳当。还有刚才提到那两位有经验的家长，她们很乐意帮你，我想她们也感受到芳芳老师很愿意向她们学习，她们也从中感受到自己的价值，这个价值就是被别人在乎、被别人需要，这种价值感也会让人舒服。所以说你们的互动就会保持下去，也让芳芳在做财务方面万无一失，所以，我觉得这个退缩真的可以改成另外的名字了，就是谨慎，小心谨慎，不出差错。还有前面在公共场合的谦让，跟伙伴们在一起的谦让，会让伙伴们觉得芳芳是很可爱、很善解人意的好伙伴。我们大家也都可以感受到，原来所谓的退缩有这么多想让主人看到的地方，那想想看，这个退缩由原来的被嫌弃、被讨厌，到现在的被接纳、被欣赏，在待遇上发生了天翻地覆的变化。此刻，那个退缩最想对芳芳主人说什么呢？芳芳你可以试着替那个退缩的小白猫说话吗？

芳芳：其实这个是对你的保护，看似是退缩，实际是让你做事情谨慎不出错，让你跟别人相处时尊重对方，正是因为尊重对方，所以你们相处起来比较融洽，爱君老师。

爱君老师：那个退缩发现主人看到了自己的价值，不再被嫌弃了，带着这种感觉，它未来会怎样更好地陪伴主人呢，芳芳？

芳芳：我正想说这点，其实我在跟同学联系上比较淡、比较少，好像这方面没提到，我就希望以后自己在与人相处和做事方面更主动些，迈出一步，不再像以前那么被动。

爱君老师：那么，芳芳，听上去你愿意接受退缩带给你眷顾、带给你保护，你愿意跟退缩保持一定的距离吗？有的时候请它休息，你可以自由自在地跟同学联系，做一些事情，既接受它的保护，有的时候又让它下班，让自己更自在地主动地去做事情，是这样的意思吗，芳芳？

芳芳：（笑）爱君老师，你总结得太好了，让它有上、下班的时间是吧？既让它上班，当我想主动时让它休息下班，这样的总结太好了！

感谢自己的勇气

爱君老师：那么今天晚上我们交流到现在，你觉得可以告一段落吗？

芳芳：好的，爱君老师，可以告一段落，谢谢爱君老师的陪伴！

爱君老师：芳芳在今晚陪伴的过程里，你觉得最感谢自己的地方是什么？

芳芳：最感谢自己的地方是放开自己，勇于自我暴露。因为跟大家在一起很长时间了，非常信任大家，前面的深蓝老师、月光曲老师、小树苗老师；她们都是以一种开放的心态，才让我有勇气在群里跟大家讨论这个，有时我不太想说这些，觉得自己暴露太多，别人会感觉我有这么多的缺点。今天感谢自己，也感谢大家，正是这样的氛围，让我感觉在这儿分享不会遭到大家的嘲笑或者别的什么，感谢自己的勇气，感谢大家的接纳，感谢爱君老师的陪伴！

爱君老师：哦，感谢自己的勇气，感谢大家的接纳，感谢我的陪伴，你今天能这样主动来讲关于退缩的感受，我觉得很珍贵。一个是感觉今天晚上那个退缩真的下班了，芳芳带着主人的愿望很自然地能主动来跟大家讲，主动地开放自己，而不是退缩。同时在开放中，给那个睡觉的下班的退缩正名，原来对退缩有很多不好的感觉，现在却发现这个退缩好珍贵呀，在保护自己、眷顾自己。不知道那个退缩在睡梦里有没有笑？它的耳朵根有没有发烧？它的主人在夸赞它呢！

好，那今天我们的互动就先到这里，接下来请伙伴们反馈。反馈呢，一般就是说在刚才的访谈过程中，我听到芳芳什么地方让自己特别感动或者特别受启发，特别有触动，等等，触动自己的是哪一点，然后联想到自己的什么。注意，联想到自己的部分要简短地说，不是重点，重点是回应芳芳的什么让我想到什么，我很感动或者很受启发，我感动的地方是什么，受到的启发是什么。请大家就用这种方式来回应，回应的目的是丰厚芳芳的故事，让芳芳感觉自己的故事能启发、感动别人，是很有价值的，这就是局外见证人见证的方式。好了，我的解释就到这里，欢迎伙伴们进行反馈。

局外见证人团队的见证

小树苗：

爱君老师，我大概说一下。今天内容感觉挺多的，我记得也不少，感觉爱君老师用叙事的陪伴特别通畅，很舒服。芳芳老师的声音刚开始有些微弱，后来就很洪亮了，好像获得了满满的正能量和自信，感觉特别好，感觉芳芳老师的收获挺大的，她好像放开了自己、看见了自己，发现自己这么可爱。还有，这么多年她都觉得退缩是不好的东西，后来在爱君老师引领下，发现它是一个特点，后来又发现是优点，我真的觉得叙事的力量加上爱君老师的智慧，让芳芳老师从态度上和观念上都有了很大的转变，我觉得叙事好神奇呀！

我想说的是，芳芳老师说的退缩，我听后的感觉就是一种谦让宽容，我脑子里想着吃亏是福哦，芳芳老师的谦让给她带来很多福分，带来了她的和谐的关系，带来很多的帮助。今天收获挺多的，爱君老师。

爱君老师：

谢谢小树苗，你的声音好温柔，我听着也特别特别舒服，感谢你这么温暖的见证。好，欢迎下一位，深蓝老师，让你久等了，欢迎上麦！

深蓝：

听了刚才爱君老师和芳芳老师的对话，我觉得叙事特别神奇！从那个退缩，看到芳芳老师背后的谦让、眷顾等很多优点，这些都被爱君老师发掘出来了。通过这样一个叙事的对话，我相信芳芳老师在以后的生活中，不仅能保持谦让、设身处地地为他人着想这些优点，还会变得更加主动，也就是说该主动的时候主动，该谦让的时候谦让，我就说这些吧。

爱君老师：

我记得8点左右你发言时是咳嗽的，不知道现在好了没有？而且你的声音里流淌着一种温情，很柔软、很温暖的一种情谊，很感谢你在身体不舒服的情况下还全程陪伴，专注地倾听，这是多么珍贵的反馈！欢迎下一位，开训老师。

开训：

刚才听了爱君老师对芳芳的访谈，尤其是听到"退缩像只小白猫，想对芳芳说什么"的时候，我看到了芳芳原以为是问题的退缩也变得蛮可爱的，是有价值的，而且在有的时候，也正是这种小心，成就了她在财务上的专业和取得领导、同事的认可。说到称为小白猫的退缩想对芳芳说什么的时候，能从芳芳的声音里听出来充满了自信和开朗，而不是以前那种陷入问题的状态。我也感到很受益，因为我们在生活中也会有退缩的状态，今晚的陪伴也疗愈了一部分我的那个退缩吧，就是说该出来的时候让它出来，该退缩的时候就让它担当自己的岗位职责，感谢芳芳的敞开和对大家的信任，感谢爱君老师的陪伴，我就说到这里吧。

爱君老师：

开训的声音也是那么温柔，今晚中途开训的YY语音卡住了，但还是百折不挠地进来，还给了这么温柔的反馈，特别好！开训说的时候我想到今天看到的一句话：没有一颗珍珠的闪光是靠别人涂抹上去的。我在想，芳芳今晚给我们展示的也是珍珠般的闪光，而这个珍珠般的闪光原来自己没有看到，蒙尘了，光出不来了。那么我今晚陪着芳芳擦拭灰尘，于是珍珠的闪光就让我们看到了，那么美、那么夺目，或者说，那个小白猫它是那么可爱，那么爱主人，那么眷顾主人，我们看到了这颗珍珠的价值，看到了小白猫的价值。而珍珠的闪光不是我涂抹的，芳芳看到的退缩背后的谦虚、谨慎、负责任，这一切不是我涂抹的，不是我强加的，而是芳芳本来就有的，只是过去疏忽了，被另外的更多的情绪覆盖了，所以当今天另外的情绪退到幕后的时候，我们就看到了那个闪亮的珍珠的让人羡慕的色彩和光泽。这是我引用珍珠来做比喻。欢迎申宝，想听到申宝的反馈。

申宝：

今天晚上的访谈，让我感觉到非常有力量，"退缩"从一开始被看作是一个问题，到被爱君老师、被芳芳说成小白猫开始，一个可爱的状态就展现出来了。在爱君老师和芳芳一对一答之间，那个问题就变成了正向的，变成了谦让，到最后我看到芳芳打了一排字，说她长舒了一口气。在整个过程中，我好像看到芳芳刚开始有点缩着肩膀的不知所措，到后来则是一身轻松地把肩膀上的担子卸了下来，一个有力量的、挺拔的、敞开的芳芳，呈现在了我的面前。

我最大的一个感受是，叙事带着我从一个窗子走到另外一个窗子，风景还是那个风景，因为我们走到了另外一扇窗前，看风景就换了一个角度，也就是说柳暗花明。然后，我还要感谢芳芳对我们房间里伙伴的信任，我觉得叙事让我们这个集体越来越有爱，这里也越来越温暖。我说完了。

爱君老师：

谢谢申宝，我今天总算没听到你说"溜号"，你刚才反馈说得很有力量，我也感受到你的话语很有力量。

芳芳的开放坦诚，让我们听到了芳芳原来对退缩的感觉，后来发现退缩背后有那么多有价值的地方，在我们好奇了退缩之后，发现它是被珍惜的、宝贵的、有价值的。

也感谢房间里每一位伙伴真诚专注的倾听、用心的反馈，让我们芳芳的故事变得更加丰富有力量，大家的见证太给力了！

我也由此计划妈妈班结束后要启动叙事爱好者俱乐部。芳芳把自己的故事呈现给大家，我对芳芳的访谈过程其实就是叙事的咨询，之后大家进行刚刚这样的一个见证式的反馈，这就形成了一个比较完整的叙事访谈过程。然后第二天晚上，我们会就今天的过程进行更多细节上的讨论，比如说这个命名，刚才有位老师提到，当提到白白的小猫之后，情况就不一样了，那就是一个转机，是一个重要的点，这个命名要看火候。其实我在访谈开始不久就邀请芳芳看可不可以命名，而芳芳的选择是先不命名，我就尊重，不强求，先跟着芳芳走，就像看逐字稿一样，我们可以一点一点地去探索，这样的话我们会学到更多。这就是我们新的俱乐部要采取的方式，而且我们要紧跟在第二天，因为相隔时间太长的话，大家就淡忘了。第二天的趁热打铁，我们会进行更多细节上的讨论，会让我们对叙事的理解更深入，之后在运用的时候也会更加自在，这是我的构想。还有哪位老师想说什么吗？没有的话，就请芳芳对老师们的反馈做进一步的反馈，谢谢申宝热烈的掌声！好，芳芳，欢迎上麦！

芳芳对团队见证的反馈：

今天晚上真的非常高兴，谢谢各位老师的反馈，我觉得申宝老师好像有千里眼一样，我刚开始真的是坐在小凳子上，后来听到老师们反馈，就把身子坐直了，申宝老师说的时候，我就想，她真的有千里眼吗？好像看到了我此刻轻松地坐直了一样。

今天每个老师的声音都特别温柔，都陪伴了我这么长时间，我非常感谢，我想对爱君老师今晚的陪伴说几句。我翻了一下今晚的笔记，前面写的是自己有时候不想往前冲、不想当拿主意的人，借着老师对退缩的这样一个陪伴，我觉得在以后的事情上要更有自信，在谨慎的基础上，再有一些动力。

我现在非常激动，对以后有了美好的想象。我就简单说这点吧，因为时间不早了，爱君老师。

爱君老师总结：

谢谢芳芳，感受到了你的激动，我们也为你感到激动，刚才你说申宝的描述跟你那边的状况十分吻合，所以我想申宝好像有特异功能，那回到我们咨询的术语上来说，申宝有特别强的共情能力，这种共情就变成了一种身体的状态表现出来，太棒了！宝宝今天不溜号，结果创造了特异的效果，今晚的宝宝能量满满、幸福满满，这是宝宝对自己的定义！好，我们也跟宝宝一起能量满满、幸福满满！

谢谢芳芳，谢谢小树苗，谢谢深蓝，谢谢开训，谢谢申宝！我们今晚就这样告别，好好休息，保养好身体，我们下周二晚上再见！

与爱君温暖见证

第一环节：爱君对每一位学员的见证

刚才听大家分享的过程中，看着房间列表里每一位的名字，我在做一个小练习、小体验。请大家先听听我的体验，之后我想请大家来为我做个回应，可以吗？谢谢！

我的体验很多，且听我慢慢道来。

石头的沉稳

我听到石头老师的声音非常沉稳，字正腔圆，有板有眼。相比之下，我说话有时候有些字说得就比较匆忙，尤其是心情特别激动的时候，语速会比较快，巴拉巴拉就过去了。所以在这一点上，我要向石头老师学习。

风之舞的主持范儿

根据列表从上往下看，下一个是风之舞老师。做主持人，一级棒，特级棒！如果有主持人大赛的话，我连参加都不敢参加，因为有很多问题都会暴露出来。所以在主持方面，在普通话方面，在声音背后的感觉方面，我要向风之舞老师学习。

听雨的百分百投入

第三位，听雨老师。听雨做工作的投入状态，让我非常敬佩。为了上好一堂课，不管是学校还是某个心理机构邀请，听雨老师都要准备好几天，每天半夜 12 点还在准备PPT。听雨说，那个课原本连 PPT 都不需要准备，可她还是那么用心地准备了，孜孜不倦、勤勤恳恳、全情投入地在做。这一点是我做不到的，我要向听雨老师学习。

秋英的自我挑战

第四位，秋英。秋英那次分享自己报了一个班，做美工，好像是雕刻，对，是手工艺制作。说起来是闲情雅兴，但秋英老师说，另一方面也是故意挑战自己。那个星期的每个晚上都给自己安排了各种事情，包括各种学习，星期天的下午，还念念不忘去做那个手工，真的是在挑战自己。这种勇于挑战自己的精神，也是我要学习的。

陈陈的好学

下一个，陈陈。我们都知道陈陈是好奇宝宝，特别有学问，又那么虚心，放空自己不断地问呀、学啊、听啊、反馈呀。当然最近陈陈查资料写博士论文太忙了，上麦也不太方便，所以我们听到陈陈的声音不多。而在前一期俱乐部中，陈陈的声音经常盘旋在我们的耳边，带给我们很多的触动。我用了一个词"盘旋"，好像是鹰（笑），很有力量的感觉。的确是很有力量的感觉，年轻，热情，有冲劲，有那种拼搏的精神，谦虚好学，永远都不知足，这里的不知足是指永不止步，不会觉得够啦，停下来吧。好像陈陈永远都不会有这种状态，总是觉得还不够、我要学！这种精神确实让我非常佩服。

傲雪无华的温柔

傲雪无华老师，昨天晚上听到你的宝宝奶声奶气地跟你说话，真的好好听啊！怎么忍心把麦关掉不让我们听呢！所以，傲雪无华老师作为年轻的妈妈，你的声音还有宝宝那萌萌的声音交替着出现，是非常美好的。从声音里，从语气里，从声调里，能感受到那种温柔、温和，还有内心许多的渴望。傲雪无华老师在学习叙事方面，内在的那种渴望就像熊熊的火焰，而表现出来的又是那般温柔、温和。这种温柔的坚定，也是我要学习的。

流星的勇气

下一位是流星。流星非常真诚。有些事情假如是我自己遇到，假如是我自己在经历的，我不确定我会不会有勇气来告诉大家。包括在翼城那个落地工作坊里，假如我是学员，我不确定我会不会有勇气当着大家的面，讲我自己很痛苦、很纠结、很烦恼的事情。同样在这个网络俱乐部，如果我是学员，我也不能确定我会不会有勇气来谈自己跟孩子的故事、跟老公的故事。流星的这份勇气——想要跟大家谈，然后想听听大家的意见，从而寻找到突破口，寻找到希望——这样的一份渴望很强烈，也是我愿意去学习的。

这令我回忆起我年轻的时候，有时候遇到一些事情，我是不大喜欢跟别人说的，可能就是通过看书来缓解情绪，或者听听音乐。记得我在20多岁的时候，刚大学毕业一两年，有段日子我天天晚上都在听音乐，边听边流泪。当时我经常听潘美辰的《地球上最冷的一天》这首歌，名字我记得特别清楚，因为当时听这首歌的时候，我的心也是冰冷的，那首歌唱出了我当时的心理状态。那个时候会用听歌、看书来陪自己，没有勇气去跟别人讲，向别人取经。所以回过头来我在想，那个时候，我的确缺少很多的勇气。

所以，流星今天这样的勇气是我发自内心要去学习的。流星在我们工作坊和俱乐部里讲了之后，大家有很多很多的见证，能够看到可能流星自己都没有看到的珍贵的地方，这种反馈能使流星理清头绪，看到自己更多的资源，更有力量，有更加明确的方向。我觉得这种坦诚、勇敢和开放，一方面是付出，另一方面也是收获。我过去在这方面做得太少了，所以要向流星老师学习。

石头的用心

还有石头老师，大家都感受到了石头老师的用心，火焰般燃烧的那种热情，不是星星之火，而是熊熊燃烧的大火。刚才蒙蒙的说法让我也感受到，石头老师作为校长，学了叙事之后，真的是不止会影响到自己和家庭，更重要的是在学校可以影响到老师们、影响到管理层、影响到班主任、影响到更多的孩子们，甚至是每一个孩子。所以这个位置很重要，更高的位置决定了更大的平台，让我们有机会去施展自己叙事的功力，带给更多人助益。

蒙蒙的坚韧

蒙蒙老师。很珍惜自己做班主任、做语文老师的身份，所以把叙事班级管理孜孜不倦地推广到自己所任教的班级里面，不断取得成效。当然这中间也有一些疑惑、一些挫折，但是蒙蒙老师在实践中不断去调整，总结了经验，从而获得更多的经验，这不断获得的经验也是资源，新的资源。蒙蒙老师所做的叙事班级管理能够持续下去，而且信心越来越坚定，这些也是值得我学习的。刚才听蒙蒙老师讲话，我多么需要蒙蒙老师的那种坚韧啊。

我就是一直在逃，我从焦作十二中，逃到了上海桃李园，又从桃李园逃到了包玉刚实验中学，从包玉刚实验中学逃到了社会上，后来正好有两所学校招聘，我又回到了学校，成为上海教科实验中学的专职心理老师。我觉得终于逃到了一个比较喜欢的，不，是越来越喜欢的地方，逃进了心理咨询这个可以让自己全情投入、得心应手的专业。假如目前这所学校不是让我做心理辅导老师，而是继续做语文老师和班主任，我还会逃的。我在想，我那么喜欢语文，那么喜欢当语文老师，那么喜欢和孩子们在一起，为什么要逃呀？是因为在语文教学中，在班级管理中，常常免不了会遇到一些挫折，有时自己真的会有一些心灰意冷。当我发现心理学、心理咨询更适合我的时候，我就步步溃逃，逃到了我喜欢的这个领域。

所以从好的方面说，我积极主动地找到了最适合自己的领域，但从另外一个角度来说，我真的是当了一路逃兵。在这点上，蒙蒙的坚持，蒙蒙的坚韧，也是我很佩服、愿意学习的。

红梅的母爱

下面是红梅。想起红梅那次分享自己陪孩子的苦恼，说自己没有时间接送孩子，不得不让这个阿姨、那个阿姨去轮着接，我就说说自己的感觉吧。女儿多多好像还没有多大的意见呢，而红梅作为妈妈已经很羞愧了，为自己不能按时按点亲自接送孩子而内疚，觉得对不住孩子。还有早上给孩子梳头这件事，让我知道红梅每天很早就要起床去上班，很晚才回来，这份辛苦是我没有经历过的。我曾经做过那么多年的语文老师，早上最早也就是7点半到学校，而我在焦作的家、在嘉定的家、在闵行的家，真的很巧，离学校的距离最多不超过18分钟，我总是从容地步行到学校。在焦作老家的时候，孩子的学校就在我的学校下面，他放学就先到我学校里，在办公室做功课，等我做完事情下班了，就带着他回家。到了上海，孩子小学、初中和我在一个校园里，所以我一直和孩子在一起。现在想想，好难得啊！红梅因为工作不能经常接送孩子，那份遗憾，那份愧疚，我从来没有过。红梅也让我看到了另外的一种生活，作为一位母亲和一个医院的工作人员，是多么不容易，让我更懂得珍惜自己拥有的。红梅在许多复杂的情况下，没有让孩子在那里空等，而是在想各种办法，委托不同的人接孩子，而且还给到孩子很多的温暖和支持。所以，红梅的这种平衡能力，这种遇到困难积极地寻求解决办法，从而在陪孩子时间少的情况下更好地给予孩子足够的母爱、足够的支持，让孩子能够更强大——这样的故事和做法，也是我要学习的。

　　如果我以后在咨询过程中遇到某一位母亲或者父亲说到自己有多么忙，不能很好地照顾孩子——那个时候，我觉得红梅的故事也会在背后支持我，让我坚信：一个特别忙的妈妈或者爸爸，也是可以用自己的智慧、用自己的爱心，创造出跟孩子相处的特有模式，让孩子感受到爸爸妈妈如此地深爱着自己，爸爸妈妈的能量能够很好地支持到孩子。

郭丽夫妇的探索

　　后面是郭丽（贝儿孕婴）。嗯，贝儿孕婴，其实我挺喜欢这个名字的。贝儿，让我想到了小宝贝、小孩；孕婴，会让我联想起当年自己孕育新生命的那种神奇和激动。在翼城的叙事工作坊，郭丽是跟先生一起来的，两个人跟我们一起学习了三天，好难得啊！我特别好奇的是，郭丽怎么就有本事把先生叫来呢？而且郭丽也说了，先生其实从来都不想参加这样的培训，这是第一次，第一次还坚持了三天全程，多么难得！在这里，我看到了郭丽的魅力，也看到了先生的了不起。妻子能够动员先生来，而先生又愿意来，愿意探讨如何更好地陪伴孩子，如何更好地经营家庭，如何更好地让一家三口和睦、亲密，更加充满希望，充满对未来生活的那种憧憬……啊，想到郭丽和先生在工作坊一起学习探索的那种情景，我心里就特别温暖，有热乎乎的暖流在涌动。我和我先生从来没有在某个地方一起学习三天的经历，真的很让人羡慕，也让人佩服！以后我也要创造机会和先生一起学习探索。

总结：从比较模式到学习模式

　　说这么多，我就是想表达我刚才的一个体验，即每一位同伴都有比我强的地方，都有值得我学习的地方。我刚才上麦前的想法是，直接说谁谁谁，哪一方面比我强。当我上麦开始表达时，忽然就不愿用这个模式来说了，而是很自然地调整了模式，放下了比较，去看谁谁谁，哪方面值得我学习。于是，第一个说石头老师的时候，我没有强调说石头老师哪一方面比我强，而是强调石头老师的哪一方面值得我学习，我要向他学习。接下来我在谈每一位老师的时候，都很自然地用了这个学习模式。

　　大家感受一下，一种是比较模式——谁，哪一方面比我强；另一种是学习模式——谁，哪一方面值得我学习。感觉是不是很不一样？老师们，如果我在麦上一直用比较模式说话，十个人说下来，我会发现我有十个方面都不如大家，这样大家会给我什么样的回应呢？这是第一个问题。

　　第二个问题是，我说话中实际上用了学习模式，一共说了十位，然后我就发现有十个方面值得我学习。对于这第二个模式，大家有什么体会呢？

　　这就是我提的两个问题，其实也是一个问题，找找不一样的体会，可以吗？欢迎大家想好了上麦来说。

第二环节：学员对爱君的反馈

听雨：不舒服与舒服

我怎么听见老师的声音有点感冒的味道。我感觉用"比我强"这种方式，比较的意味太重，这样比较下来，总有一方强，一方弱。尤其是在师生关系中，我们就会说"我不如你"，会让某一方心里不太舒服。当说"值得我学"的时候，一个是态度的谦虚，一个是放下了比较，只是说我想更好一些，我也看到你身上的闪光点。这样自己舒服，对方也比较舒服。

蒙蒙：慧眼与谦逊

刚才我想到了一个词：慧眼。我觉得老师能够看到大家身上的种种特质。其实在这里面，更能感受到爱君老师那种谦逊。她说完话之后，我立马闪过一个感受：何等的谦逊！还有，爱君老师在点评或者评价的时候，我感觉一直有一些画面伴随着她，她是按照房间里的顺序在说，好形象！

秋英：不如与学习

前一种说法会让人感觉到自己不如别人；后一种说法会让人感觉到这些特点我们也具有，只是对方做得比我更好，值得我去学习。

石头：唯一与多元

第一种说法背后的价值观是只有一种标准；第二种说法背后的价值观是每个人都是独特的，就是叙事的思想。

流星：恭维与真诚

"比我强"这种说法会让我有自卑感，并且一能感受到恭维的味道，另一方不太舒服；"值得学习"，这四个字很真诚温暖，很贴心，双方都能接受。

风之舞：求安慰与很共情

我感觉对十个伙伴说"比我强"，就会觉得有十个地方不如人，打掉了我的自信心，并且强的一方会对弱的一方有进行安慰的冲动。"值得我学习"是一种很谦虚的态度，好像带有一种很共情的味道，让人觉得很温暖。

第三环节：爱君对学员反馈的反馈

爱君：求安慰

谢谢风！

比较两种说话的方式，得到了不一样的体验。刚才流星也打字说了，"比我强"这种说法会让自己自卑，也让对方觉得这是恭维的话，不太真诚。刚刚风说，当听到对方说"比我强"时，自己会有安慰对方的冲动。

风刚才说这些的时候，我在审视我自己。今天我在说这个体验的时候，内心确实是想求安慰的。也许是我迅速地做了一个转换，可能我的能量还是比较大，不需要通过别人安慰，自己就挺过来了，感觉自己还不错。所以，我们还是回到最初，我真的是想求安慰的，一方面是想从大家那里获得安慰，另一方面是我自己来安慰自己。

我很想请教房间里的老师们：大家都知道，我没有漂亮的心理专业培训背景，也没有许多大牌的镀金的光环，那是什么东西吸引大家到我这里学习的呢？

第四环节：学员新一轮的反馈

风：喜欢

非常喜欢你！（突然掉麦了）

傲雪无华：穿透人心的魔力

爱君老师好，大家好。首先跟大家说声抱歉。因为今天晚上陪女儿上英语课，回家很晚，吃完饭又给她洗澡什么的，就拖到现在。前面我只是断断续续地听了一点，也有很多感触，当听到是什么吸引我们跟着老师学习的，就迫不及待地上来了。

我跟着爱君老师学完叙事之后，可能用得不是很好，但我还是在有意地将叙事的方法用到我的工作中，用到我和女儿的交流中，用到我和先生的交流中，用到我们的家庭生活中。然后我老公觉得，我学了心理学之后，说话的方式、方法呀，包括平时对待一些事情的态度，都有了很大的改变。这种改变让他觉得很温暖，他就觉得这个心理学很好，有魔力，但其实我心里知道，我真正的改变，是从跟着爱君老师学叙事开始的。

我学心理学，考了二级心理咨询师证，我先生觉得我有所转变，他也想去学习。我们一起去找了马丽老师，爱君老师也认识的，我们两个也算是在马老师同一个培训机构学出来的，这一点我很荣幸。当时我就和马丽老师谈到了爱君老师，我说我现在正在跟着爱君老师学习叙事。马丽老师说您"特别认真"。考完二级心理咨询师资格证之后，还有一个怎么做咨询的课程，我没有学，绝大多数的学员也没有学，马丽老师说："爱君老师特别认真地用三个月学完了这个课程，她用了'浸泡'二字，当时我心里小小地震撼了一下。'浸泡'在里面，特别认真！"她还说，跟着爱君老师学习，不仅要学习专业知识，更重要的是要学习她身上的那股劲儿，那种精神。

我觉得，这话说到我心坎儿里去了，我也是这么想的。爱君老师给我的感觉特别认真。之前在辅导站年会上聊天，爱君老师说在炒菜的时候都在听心理学相关的视频或者音频。当时我就觉得自己平时做得不够，应该这么去做。就是这么一个小小的细节，促使我毫不犹豫地跟着爱君老师学习。这个认真和好学不仅是我能感受到的，我们周围的人也都感受到了。我想说，爱君老师除了认真和好学之外，还特别温暖，有魔力，就像前面说的，别的人给爱君老师的评价是天使、是魔法师，我觉得在爱君老师身上真的有一种魔力，有一种穿透力，这种穿透力是能够穿透人心、温暖人心的，真的感觉特别棒。

听雨：实力、能力与魅力

爱君老师吸引我的是三个力——实力、能力和魅力。

一开始和爱君老师接触，吸引我跟她学习的是她的实力。就是因为我看见她陪倩倩——在QQ上那个爱君叙事大群里面，我们有一个学员叫倩倩，她提出一个困惑，好多人都去陪倩倩，然后倩倩感觉不是太好。老师上去以后，三言两语，我就感觉我身上也有了力量。所以说老师的实力很强，一下子就把我吸引进去了。

第二个吸引我的是老师的能力。在跟老师学习的过程中，发现老师的学习能力以及之后的应用能力，最关键的是她内化这些东西的能力，很强。不管学习谁的东西，她很快就能内化成自己的东西，再进行使用。我觉得好些东西，有的人学了很多，但一直是别人的东西，就像石头老师昨天说的一样，以前读了好多书，这些资源就放在那里，盘不活。我觉得老师就很有盘活和内化这些资源的能力，包括老师说她自学了20多天就考过了二级心理咨询师资格证，我们几个是学了三四个月才考的，还觉得自己挺了不起，没想到老师只用了20多天，还考了那么高的分数，可见她的学习能力、内化能力非常强。我们几个学员在一起也经常聊这个，我总跟我们小伙伴打趣地说："将来爱君老师前途无量啊，能力太强了！"

然后就是老师的人格魅力。我们说一个人首先要修身，我觉得老师就特别真诚。再一个就像傲雪无华老师说的，特别认真。还有就是她做学问特别严谨，不管是我们跟她网上学习，还是在翼城几天的工作坊里，我深刻地体验到了老师对待专业的那种严谨的态度。还有刚才石头老师说的那个大格局，老师的心胸、格局是很大的，她的眼界是很远、很广的。此外，老师那种精神头，是大家有目共睹的。很多时候我担心自己做不好，说出去我是爱君老师的学生，我很怕给老师丢人。现在想想，虽然自己做得不好，但也在努力地想做好，因为有这么好的老师，不想学出去后让别人说："那么好的老师怎么带出来这么不好的学生？"

风之舞：迫不及待

（再次上麦）我先冲上来了。和听雨、和傲雪无华老师一样，听到您的话以后，就上来了，都想迫不及待地冲上来跟您说一说，是什么吸引了我们，让我们这样死心塌地地跟着您学习，愿意这样子一直浸泡在叙事里。我和大家真的是同样的感受。（又掉线了）

贝儿孕婴：灯塔

爱君老师，像大海中的灯塔，为过往的船只指引方向，让我不再迷茫，能够重新认识自己。

飞絮蒙蒙：魅力与实力

爱君老师很有人格魅力。爱君老师用自己的言行在诠释着叙事的态度和技巧，这是很吸引人的，您靠的是实力，我不看背景。

风之舞：温暖懂人

（第三次上麦）在我的内心当中，两年多了吧，一直觉得爱君老师很温暖、很理解人，那种感受就让我不由自主地一直想跟着爱君老师学习。不管是练功班、妈妈俱乐部，还是叙事俱乐部，我都想一如既往地跟着爱君老师浸泡。在这里我看到了自己的成长，想成为像爱君老师这样的人。您现在是魔法师也好、天使也好，我就感觉到您在我心里、在不远的将来，您就是大家，像我喜欢的杨凤池老师那样的大家，在我心里，您就是那样的一个形象，我就是这样奔着你而来的。经历了这么多的事情，幸亏有您，爱君老师，让我特别温暖。

我记得我第一次在"5·25"做咨询，遇到了一个状况，很难堪，自己心里很自卑、很忐忑。之后，我第一个想要找的就是爱君老师，而爱君老师真的是三言两语就打消了我的顾虑，让我的心变得安静下来，我又充满了前行的力量。听雨老师也是一样，在您翼城的工作坊中，听雨老师激动得话都说不出来了，抱着您，泪如雨下。那种感受，让我们感觉特别温暖。不论是我们遇到什么问题，关于叙事技巧的，还是个人心理上的挑战和困难，您都会无私地支持我们，让我们充满力量继续前行。就是这种温暖和这种懂得，让我一如既往、死心塌地地跟着您不停走下去。

还有听雨老师说到的您的实力、能力、魅力，这真的是毋庸置疑的。去年，我跟您讲过，学了您的叙事之后，我能够勇敢地走到讲台上，给我们临汾的老师们讲课。因为他们都比我学得早，能站到讲台上给他们讲叙事，我最大的勇气就是来自爱君老师，因为爱君老师讲叙事的办法太棒了。不是哪一个老师都能做到像爱君老师这样手把手教叙事的。如何养成叙事的态度、掌握叙事的技巧，如何贴心陪伴，是您一步步地、用一个个生动的案例教会我们，并且让我们放手去做，还督导我们。

总之，爱君老师，您在我心里真的是大家，我愿意在这里给您做这样的一个见证，您是值得我尊敬和学习的老师。爱君老师，我就这样迫不及待地、语无伦次地将我的想法表达给您，我的心情非常激动。嗯，请您上麦，我下麦。

傲雪无华：方向

爱君老师就是我们努力的方向。

燃烧的石头：素养

我眼中的爱君老师，语言明快，节奏清晰，大格局、小细节，出入自如，浑然一体，十分优雅。这是我能直接看到的，其背后是广博的知识和阅历，优秀的学习能力，严谨认真的工作作风，幽默自信的性格，深厚的人文素养……总之说不完。

流星：影响与吸引

我感受到您的接纳、贴心、包容，带给大家非常多的开心快乐！您用心地支持、陪伴着每一个人，您的睿智、魔力吸引着我，潜移默化地影响着我。

蒙蒙：吸引

渊博的知识、严谨的态度、拼搏的劲头、寓教于生活实例的教学手段、大师的风范……吸引我们的很多很多。

听雨：骄傲

刚才听风之舞说，不管遇到什么困惑，她都会首先想到老师。我特别想补充一点，我们有我们的需要，比如说我们作为咨询师，有我们自己的咨询技术，我们要成长，就需要解决一些困扰。在爱君老师这里全部得到了很好的满足，我们得到了很好的成长，甚至有时候我们自己都能感觉到自己在飞跃，很惊喜。越飞越远。我之前说，我作为爱君老师的学生，担心自己做不好。我换一种说法：希望有一天，当我说到"爱君老师是我的老师"的时候，别人会觉得我不愧是爱君老师的学生。

贝儿孕婴：感染到快乐

大家好！今天我就简单说一下。因为我学叙事时间不长，所以请大家多包容，我想到哪儿就说到哪儿。

一开始和爱君老师接触，是因为自己的一些问题。后来，爱君老师能让我感觉自己非常有力量，让我感觉很轻松，心里面很舒服。那个时候，我就觉得爱君老师很了不起，三言两语每句话都能说到别人心里，说的都是别人想听的话。她之所以能做到这一点，离不开她的实力。

爱君老师说的话特别能给人力量，跟着这样的人学习，我会心情非常好。后来慢慢了解到，爱君老师说的这些，就是叙事的方法。之前是为了给自己解决一些问题，后来就觉得这些不光是为了解决其中的一个问题，通过这种方式，还能解决生活中很多很多的问题，甚至所有的问题都能解决。就像刚才上面那位老师说的，爱君老师给大家讲的这些东西，无时无刻不在体现她的贴心和包容，给大家带来很多的开心、很多的快乐。我们跟着她学习，受她的感染，我们自己也会很开心的。这就是爱君老师吸引我最大的地方。所以，我觉得，自己哪怕能把爱君老师的一个小指头学到，也很了不起，首先让自己快乐起来，自己快乐起来了，周边的亲人、朋友就都快乐起来了。谢谢大家！

第五环节：爱君再次反馈

爱君老师：温泉与连珠炮

现在我就感觉到我被浓浓的爱的真情和深情所浸泡，浸泡在这种爱里面，浸泡在这种浓浓的情谊里面了。我看到蒙蒙说："我见你，才知叙事，继而学心理。"还有上面几位老师也在拥抱我，在献花，风第一时间就说："非常喜欢爱君老师。"大家用表情、用文字、用声音表达出对我的肯定、赞赏、喜欢和支持，愿意跟着我学习的坚定的决心，还有对未来非常美好的期待，这一切都滋养到了我，所以我觉得我像是浸泡在温泉里。之前石头老师说儿子有一个非常形象的比喻：走过沙漠，很多的沙砾粘在我们的身上，这个过程会很痛苦，但是痛苦之后泡到温泉里，实在是太爽了、太舒服了。我虽然没有走过沙漠，但我发现我随时都可以浸泡在温泉里。

我先看到，傲雪无华老师迫不及待地上麦，听到她说我认真、好学，很有穿透力，像一连串温暖的炮弹，让我心里特别温暖。我接收到的是温暖的、有力量的、支持我的炮弹，啪啪啪地把我打晕，然后我幸福地陶醉。

这种感觉开启了陶醉模式，后面我们的伙伴一个接一个地不断送来温暖的炮弹。哈哈！"炮弹"这个词让我非常舒服，被炮轰的感觉怎么就这么爽呢？这是不是也是叙事的解构啊？我觉得这样描述特别好。被炮弹这样一枚一枚——叫连珠炮——轰炸着，真是一种幸福的感觉！

傲雪无华老师比较了我的两种说法带给人不同的感受，概括得很精辟！说自己不如别人，别人比我强，不断地这样说，就会丧失信心。换一种说法，别人值得我学习，这样带给别人的是一种真诚、温暖，别人感受到的是叙事的态度——放空与好奇，别人会感觉到舒服，说话的人自己也舒服，也会有力量。

这也让我想到了两个词——"施舍"和"付出"。

什么叫施舍？当我们看到一个乞丐，觉得他没有钱，觉得他很可怜，我们会给他一点钱，这说明我们本身是有钱的，不管给多少，这总能说明我们是有钱的，相对于别人我们是富足的，而对方是贫乏的，富足的给贫乏的，这叫施舍。比如给对方10元钱，我这10元钱就没有了，给他10元钱真的能帮到他吗？也许他需要的是100万呢。别人去医院都是需要10万20万的，我给他10元钱，他还是贫穷，还是很缺乏的、匮乏的，所以我的施舍并不能给人带来富足，反而让我自己有了损失。

还有一个词叫"付出"。我是富有的，当我把我所拥有的给对方之后，对方变得富有，而我也没有损失，继续富有。同样是给钱，我们把这10元钱捐出去，不是施舍给可怜的人，而是带着我们的爱把钱捐出去，捐出去之后我们有损失吗？这捐出去的10元钱的内涵是爱，把爱捐出去，我们的爱会更饱满。因为我们捐了钱，心里会更富足，而得到我们饱含爱的10元钱的人们，也是富足的，因为他获得的不只是10元钱，而是无法用钱来衡量的浓浓的爱。

所以，回到刚刚傲雪无华老师说到的"别人值得我学习"，这种表达，会让对方觉得他是富足的，而我们自己也是富足的。看起来好像是向别人学习，是索取，但事实上有可能对别人来说是付出，是对别人做贡献。因为这样说会让别人觉得他有值得自豪的地方，有被别人欣赏、被别人学习的地方，心里就会产生一种富足感。这种感觉有喜悦，甚至还有力量，所以这是贡献，这是付出，付出的同时我们也在获得。

傲雪无华老师后面说，如果被看见，自己就会很惊喜，心里会感到满足。如果我们看到来访者或者被访谈的伙伴值得我们学习、欣赏的地方，对方就会说，这一点也能被老师看到，被伙伴们看到，我感到好满足啊！这时，我们心里也会感到很满足。所以我们彼此都在付出，彼此又都在获得，是在互相做贡献。

这就回到刚才石头老师说的"特别喜欢局外见证人团队的见证"这个话题了。我们这个房间是整个团队在学习，所以很方便用这个局外见证人团队的技术。每一位成员都是局外见证人，我们没有直接参与事情本身，但是我们听了事情的过程，就会看到连当事人自己都看不到的部分，挖掘到能量、资源。所以，无论是当事人，还是我们这些见证人，都会感觉到很温暖、很舒服、很有力量、很有信心。当一个来访者觉得很有信心的时候，我们所有做见证的人的心情也是一样的，很有信心，有同频共振的美好感觉。

贝儿孕婴郭丽老师用灯塔来比喻我，真好，这样的话也让我感动。我要对得起这个称谓、这个比喻，我要好好做灯塔，而且是大海中的灯塔。大海中的灯塔要经历很多的风风雨雨，能够屹立不倒，始终亮着灯，所以过往的船只才会看到。大家赋予了我神圣的使命，我要好好地做灯塔。

听雨老师用三个词来概括，这语言功夫中更是充满了自己切身的体验。没有切身的体验，也不会用这么准确的词来概括了。在上海爱君叙事QQ群里，我曾用文字陪伴倩倩，之前有别的老师在陪伴她，听雨老师看到其他老师陪伴的方式效果不大，但看到我出场后三言两语那么有力量、有效果，然后就被吸引来了，风之舞老师也被吸引来了，倩倩、菠萝、蒙蒙也被吸引来了。后来，雨、风又把芳芳老师和开训老师吸引来了，所以我们的团队就像滚雪球一样壮大起来，组团学习叙事。你们说的每一句话的背后都有好多的故事，因为两年多来，我们这个团队的确发生了很多用几天几夜都讲不完的故事。真诚、认真、严谨，好，我记住这些词，也是刚才傲雪无华老师提到的。

还有蒙蒙老师说，人格魅力，爱君老师用自己的言行在诠释着叙事的态度和哲学观。是的，我在练功班还有俱乐部，状态会比较好，比较容易做到这些，但是换个环境，也会出现很多不叙事的状态。因为叙事的状态是非主流，而大家比较看重的是主流，会忽略那些非主流。有时候不叙事也是有道理的，所以我们也接纳它。感谢蒙蒙说："您靠的是实力，我不看背景。"哇，这话很给力！我愿意在未来让任何跟我学习的学员，都有类似的感受：不看背景，看实力。大家认可我的实力，我就要让我的实力更强，不辜负大家的这份信任。

石头老师的四字结构、三字结构句，很整齐，表达力很强。有时候我也发现我的格局蛮大，不小家子气。有时候我说出来什么话后，就心里默默为自己点赞，哇，好像我格局还可以哦！的确，我还需要有更大的格局。

能出能进。有的老师曾经跟我探讨说，来访者的情绪很激动，我们自己怎么办？一次访谈之后，石头说感觉到沉重，心里有点烦，我说我也有一点儿这样的感觉。然后我会觉察这个沉重感和烦，觉察这种情绪，看它是怎么来的。然后我觉得，来访者本人可能也是这种感觉，说明我和他在同一个频道上，我们同频共振，我们有同样的那种沉重感，还有那种心烦意乱的情绪状态，所以我们的精神状态是吻合的。如果是这个样子，说明我就和来访者做到共情了，就走进去了。

能够走进去，还要能出得来。出得来，就是我们能够跳出来看这种状态，然后用恰当的方式陪着来访者从这个状态中慢慢地走出来。当然，前提条件是我们先接纳这样的状态，不去否认、否定，不认为这种沉重是不好的、这种情绪是不好的，也不去否定来访者的感受，不否定咨询师自己的这种感受，而是去看，去换个角度看这些感受，其实也是在外化、解构，然后就重写了。重写之后我们就能从这些情绪中出来，所以石头老师说"出入自如"，这个话真好！这会成为我们每位老师的一个标尺，看看我们做咨询，包括我们俱乐部活动的时候，我们是不是也可以做到出入自如呢？我看到这些心里真的是很喜欢，我知道还有距离，但是我愿意接受，更加努力。

傲雪无华老师又补充说："爱君老师的实力真的很强。看似不经意的说话、聊天，都能起到四两拨千斤的作用，任何难题到她那里都能迎刃而解。"傲雪无华老师在俱乐部学习了一期，她能有这样的感受，让我心里美滋滋的。

我自己也有类似的感受。经常有朋友提出她的困惑，有时候可能只陪她几分钟、十几分钟，对方就感觉挺好的，很受启发。包括一些男老师，虽然他们不像女老师这么容易主动找我，但当他们有勇气来向我请教的时候，我跟他们一聊，聊上三五分钟，他们往往就会说："啊，原来可以这样！感觉这样挺好的呀，以后我就去试试！"

有一个班主任有天对我说："爱君老师，上午有个家长给我打电话，我跟她谈了几个小时，到最后我也不舒服，她也不舒服。"然后他给我讲了具体的情况。我对他说，你可以以这样的方式和他通电话，几分钟就搞定，而且你也舒服，他也舒服。然后我就和这位老师探讨了如何几分钟来搞定这件事。

这些经历让我觉得自己真的有时候挺棒的。感谢大家看到，也让我觉得这个"棒"不是凭空自恋，而是有依据的自恋。风之舞老师说到了，将来我会成为一个大家，像杨凤池那样的大家，也谈了自己做咨询时如果有挫败感、自卑的情绪，来找我总是能解决。哈哈，真好！我看到风之舞老师也是不看牌子只看实力的，非常欣赏我的实力。太好了！傲雪无华老师也赞同我有实力、能力、魅力。这是听雨老师的原创，太好了，我以后也记住这三个词，好像这三个词一出来，其他的一切都不算什么了，太给力啦！

石头老师又说：这些东西背后是广博的知识和阅历，优秀的学习能力，严谨认真的工作作风，幽默自信的性格，深厚的人文素养……这番话我忍不住还想读几遍，特别是当我看到别人有各种各样证书的时候，会有一点什么情绪，不过我会很快处理的。现在，大家觉得免费的课好像价值不是很大，这是很多人在没有体验过的情况下的误会。我的愿望就是，将来谁能请到我上课，谁就会感觉到特别荣幸。我要让我的学员们在谈到"爱君老师是我的老师"的时候，会非常骄傲、非常自豪。风之舞老师也经常说，我们每一位学员可能都有类似的这种愿望，好！我也会对别人说我有一些学员，是哪里的，是做什么的，他们在我的班里怎么样怎么样，我不会说细节，因为我有承诺保密，但是我会说大家的体验，比如说先前有自卑的感觉，后来自信心爆棚，这种体验真的很神奇！

所以我觉得，天使、魔法师，不只是我的称号，也属于我们每一个在叙事里浸泡和沉淀的伙伴。学以致用，大胆地用心实践，然后真的能发生很多奇迹，我们每一位学员都在创造奇迹，所以我们每一位学员都是天使、都是魔法师，这是我们共同的称号。我是领衔，第一个戴上了，大家也会陆续戴上这顶桂冠的。

流星说，感受到我的接纳、贴心、包容，能带给大家开心、快乐。这让我想到我在翼城时，从壶口瀑布回来的路上，欢歌笑语，很累但是很开心，我忘了当时是谁封了我一个称号"欢乐女神"。有一位可爱的学员带头唱《欢乐女神》这首歌来送给我。欢乐女神——又多了一个封号。流星说："您有睿智，有魔力，对每个人都很用心，一直默默陪伴支持我们，潜移默化地影响我们。"我感受到力量。

蒙蒙老师又写道："渊博的知识，严谨的态度，蓬勃的劲头，寓教于生活的教学手段，大师的风范，给了我们很多很多。"感谢蒙蒙，每一句话后面都有好多东西，真的。蒙蒙跟我学习两年多了，也曾经遇到很多挑战，晚自修啊、学校的工作啊，很多时候会来不了。但她总是不断创造可能性来参加，跟同学们讨论，跟我反馈，非常非常用心，投入非常多，所以才有她的叙事班级管理那么好的实验和效果。

听雨说，不论遇到什么困惑，都会首先想到老师，我们的需要总是能得到满足。啊，今晚我觉得好惊喜，我们都会有大格局、大视野，到时候我们会影响我们周围的人，他们和我们接触能感受到能量，和我们在一起他们就能感受到能量，愿意和我们说话，愿意看到我们。能量传递过去，他们的能量就能被唤醒。

郭丽老师感受到力量，感受到轻松，很了不起，看到了我背后的实力，多年积累的功底。郭丽老师特别讲到了小指头。小指头学到，也会让自己快乐起来，让身边的朋友也都快乐起来。这个小指头可不是一般的小指头，这是魔法师的小指头啊，是点石成金的小指头！这个小指头，不只是我有，我们每一个人都有，它的名字就叫叙事小指头。只要我们继续学习、浸泡、实践，我们每一个人都会有叙事魔法小指头。这个比喻太棒啦！

今天晚上我好幸福，美好、幸福的轰炸让我很陶醉，陶醉到都没有一点点睡意啦。糖衣炮弹的外面是糖衣，里面是什么呢？里面是温暖的力量，是丰富的滋养，是无穷无尽的资源，是强大的信心，是坚定的信仰。我太幸福啦！非常非常感动，也非常感谢大家！我将带着这些感动、感谢，还有力量、信心、信念，成为大师。我必须成为大师，也必须让每一位学员以后能够在他人面前自豪地说：我的老师是爱君老师！然后大家会说：哇，爱君老师啊！你是爱君老师的学生啊！

好，我们一起期待！

尾声

傲雪无华：

老师们，录音已上传。脑中依然回荡着美妙的叙事和见证，今晚要带着美妙的绕梁之音进入梦乡了。爱你们，大家晚安！能为大家上传录音是我的荣幸，感谢爱君老师给我的满满的力量！该洗澡睡觉了，可还是心潮澎湃，跟着您学叙事，这是我做的一个多么英明的决策！叙事的态度影响着我的一切，我也渴望成为像您一样的大师，我会努力的！

叙事萝卜与人参

几年前的某个晚上，爱君叙事专访第五期《听风听雨听叙事——从绣车轮到风火轮》，在上海爱君叙事群通话房间举行，接受访谈的嘉宾，是夏之韵叙事练功班的学员听雨老师。下面是访谈的节选。

爱君：第一季叙事练功总共12次，每次都是两个多小时，在练功期间，我发现您常常是很受触动的，那您现在回想起来，对您触动深刻的有哪些？可以给大家讲讲吗？

听雨：老师，我觉得对我触动最深的有以下几点：

第一点是在我们练功班里，每个人都是被尊重、被理解、被关注的，每个人都觉得温暖和体贴，让我有跟着爱君老师、跟着叙事走的决心。我的每个伙伴——风之舞、蒙蒙、菠萝、倩倩，都非常优秀。大家都有一个共同心愿，就是把叙事学好、把叙事功练好。我觉得在这个班里，学习氛围非常好，大家都很真诚地、坦诚地把自己真实的一面展现给大家，有利于我们更好地学习和互相帮助。

第二个对我触动最深的是，通过我在现实生活中对自己、对亲人和朋友的陪伴，我真的看到了叙事的力量和神奇。

还有一点触动比较深的是，每次练功课就好像老师做出来的一道大餐，味道很诱人，而且随着功课的深入，老师做大餐的材料越来越多，做法花样也越来越多，味道也越来越浓郁。我很羡慕，但是做不出来那个味道，或者做到中途会做不下去。我明白原因很多，比如做大餐的材料呀、火候的掌握呀，还有一个是爱君老师知识的掌握程度和渊博，是我无法企及的。但更重要的一点是：第一季后，虽然叙事的大框架和面貌清晰可见，但叙事的精神和灵魂还没有真正融入我的骨髓。所以，我还是必须跟着爱君老师和伙伴们在叙事的长河里慢慢浸泡，泡久了，叙事的味道自然就有了。

还有一点感受是，在人生的道路上，我们会遇到大大小小的黑洞，叙事就像我们脚上的一盏明灯，脚上有灯，还怕走不出黑洞吗？

我非常欣赏心灵驿站老师的话：长得快的是萝卜，长得慢的是人参。在此我把这句话送给大家，希望大家都先做叙事萝卜，再做叙事人参。

……

结语 从孔子的叙事精神说起

2016年9月21日，我在上海爱君叙事传播微信群做了30分钟微课，主题是"从孔子的叙事精神说起"。下面是根据录音整理的文字稿，略有修改。

一切都不是理所当然的。大家都很忙，都有各种各样的安排，能够进来听故事也是一种缘分，值得感谢和珍惜。我愿意讲，大家愿意听，大家在听我故事的过程中有收获，那么，我们彼此都在送给对方珍贵的礼物。此刻我觉得像是在跟大家一起共进早餐，我们的餐桌上有我做的一盘菜，大家愿意吃，我看着大家开开心心地吃，也会特别开心。

我现在想讲的故事，是关于孔子和他的学生颜回的。孔子，是两千多年前了不起的思想家、教育家。

孔子对颜回的信任

话说孔子带着学生周游列国，有一阵子，走到陈国和蔡国之间，被当地人当作强盗围困了7天。当时，他们已经断粮了，连续几天没有东西吃。这天，弟子颜回出去讨来了一些米，在一个破屋中生火煮米。米快煮熟的时候，颜回掀开锅盖，取出一撮米，放到了嘴里。

另一个弟子——子贡无意间看到这一幕，很不高兴，认为颜回在"窃粮"——偷吃米，就进入屋中问老师："仁爱廉洁之人最终会改变气节吗？"孔子说："改变气节能从仁爱廉洁中获得什么？"子贡说："像颜回这样的人，一定不会改变气节吗？"孔子说："是的。"子贡就把刚才所看见的一幕告诉了孔子，孔子说："我很久以来就相信颜回的仁爱之心，这次尽管你有这个看法，我也不会怀疑颜回的。他那样做一定有原因吧！你先别怀疑，我要问问他。"

于是孔子叫来颜回，说："我昨晚梦见了先人，莫非先人在启发护佑我吗？你烧好饭先盛上来，我要祭拜祖先。"颜回说："刚才有灰尘落入饭中，置之不理吧，饭就不干净了，扔掉吧又太可惜了，我就捏起来吃掉了，所以饭已经不干净了，不能拿来祭祀了。"孔子说："若是我，也会吃掉的。"颜回出去了。孔子对身边几个人说："我对颜回的信任，不用等今天来证明啊！"

子贡的演绎与心情

这个故事原文是文言文，我把它翻译成白话文写出来，方便大家理解，主题是关于信任。我们看到，孔子对颜回的信任，是任何情况都不会动摇的。

而作为颜回同学的子贡，看到了颜回捏米放入嘴里这个现象，不假思索地把现象演绎定性为"窃粮"行为，进而升级为对颜回人品气节的怀疑。

像子贡这样，看到现象，不做调查，就马上妄加评判，这是不是我们常人经常犯的错误呢？这是不是很多爸爸妈妈容易对孩子犯的错误呢？面对孩子，是不是常常抓住一点蛛丝马迹，不加细察，就开始质疑，甚至横加指责呢？

在颜回这件事情上，孔子做到了无条件的信任、尊重，做到了放空、好奇。因为尊重、信任，所以没有被子贡的话语所迷惑、动摇，更没有生气、质疑。因为放空、好奇，才有机会、有办法让颜回说出实情，让大家看到颜回高尚的气节和人品。"若是我，也会吃掉的。"这样的回应是对颜回最大的认同和嘉许，是最好的支持和激励！

子贡先前的质疑，反衬了颜回的光明磊落，也反衬了老师孔子的慧眼识人、信念坚定。

我们想想，当子贡听到颜回说出的真相，听到老师说："若是我，也会吃掉的。"会是什么心情呢？

会不会羞愧、内疚？子贡会不会反省：我相信我的眼睛，却没有相信我同学颜回的人品；我相信我的推测，却没有相信另外更多的可能。颜回的内心这么纯洁、高尚、坦坦荡荡，我却这样胡乱揣测他、怀疑他、否定他，我这不是以小人之心度君子之腹吗？我的心胸也太小了吧！

孔子的叙事精神

我们再想想，孔子先听了子贡的质疑，后听了颜回在餐桌上的解释，又会是怎样的心情？

会不会庆幸？幸好我没有评判，幸好我自己 hold 住了，没有冤枉我的学生。

会不会欣慰？颜回的行为经受住了质疑，人品经受住了考验，值得欣慰。

会不会喜悦？颜回果然人品这么好，很诚实、很坦荡，没有辜负我对他的信任啊！

会不会自豪？有颜回这样仁爱廉洁的学生，我不愁后继无人了！

其实颜回和大家一样很饥饿，煮米的时候，近水楼台先得月，先尝几口米，从常识上来说，也不过分。但颜回都 hold 住了。我不知道他内心有没有欲望，我们看到的是他没有因为饿而提前吃米，我们看到了他很强的自律精神，大公无私。孔子一定会为颜回这样的美德而欣喜、自豪。

从上面的故事中，我们看到了孔子身上的叙事精神：尊重、信任、放空、好奇。

听到子贡的质疑、评判，感受到子贡的情绪，孔子的情绪没有被卷入，而是及时放下来，腾出内心的空间。放松了，才能做更多的事情，去倾听、去接受别人更丰富的信息，从而找出事实真相。

孔子老师在两千多年前，已经给我们提供了很好的叙事范例。所以我在给学员讲叙事心理沟通的时候，多次说：叙事的渊源，可以追溯到孔子。

当然，当代的叙事疗法是从西方传过来的。澳大利亚的麦克·怀特老师和新西兰的大卫·艾普斯顿老师，20世纪80年代开始在全世界传播叙事疗法，如今已有很多叙事的理论家和实践者在一起推进叙事的发展和普及。

作为中国人，了解孔子的叙事故事和叙事精神，会发现，叙事有多么悠久的历史，有多么丰厚的土壤。也就不难理解，为什么叙事疗法于本世纪初在中国一经传入，就快速呈现出燎原之势。

苏格拉底产婆术

西方人在追溯叙事理念的时候，会追溯到古希腊的苏格拉底。

苏格拉底跟年轻人交流的时候，不是去说教，不是在教导年轻人，而是好奇，不断好奇，用好奇的问话去引发年轻人思考、自我探索，从而使年轻人不断地有新发现、新感悟。这样的交流是年轻人喜欢的，因为能不断挖掘出自身很多的资源、很多的思想。当时人们称这种谈话法叫"苏格拉底谈话法"。

苏格拉底的母亲是接生婆。接生婆是为别人接生的，是帮助孕期已满的母亲将新生儿引领到世界上来的。如果说人的思想、智慧就像胎儿，苏格拉底和年轻人的交流，则像为年轻人接生，迎接新的思想、智慧的诞生。所以苏格拉底谈话法，也被称作"苏格拉底产婆术"。

当然，苏格拉底那个时候，还没有叙事疗法这个名字、这个概念。20世纪80年代，麦克·怀特老师、大卫·艾普斯顿老师创造了这个概念，从而利于传播。一个概念会有丰富的内涵和外延，所以创造一个概念，来引出人们对其内涵和外延的兴趣，这样，叙事疗法就能够传播开来。

虹桥站里的小男孩

从孔子的故事到苏格拉底的故事，再到今天的叙事疗法，我们会发现，叙事疗法不只发生在心理咨询室里，不只发生在心理培训的课堂上。叙事疗法的理念和方法，更适合每一个人、每一个场景。

我最近几年做叙事的咨询和培训，深深体会到叙事带给我的影响。大的影响我不说，就说最近的一个小插曲吧。

某个周六，因为要去杭州，我一大早在虹桥火车站候车厅排队等候检票进站。前面一个四五岁的小男孩，蹦蹦跳跳地往后退，一不小心踩到了我的脚。他妈妈说："快给阿姨道歉，说'对不起'。"孩子理都不理，自顾自玩。妈妈又说了一遍，孩子不好意思了，把脸埋在妈妈腿上，还是不说。妈妈有点不高兴了，语气严厉起来。

我凑到妈妈耳边，悄悄地对她说："你这样说话，有点居高临下，他会觉得被命令、被责备了，心里会不舒服、不自在，也就更没有勇气说了。你可以试着蹲下来，搂着他的肩膀，轻轻说：'来，我们一起向阿姨说对不起。'"

妈妈真的蹲了下来，搂着孩子说："来，我们一起来说'对不起'！"

孩子马上抬头看着我的眼睛，不等妈妈再说什么，轻轻说："对不起！"

我也蹲下来，笑着对孩子轻轻说："没关系！"

我向这位妈妈竖起了大拇指："妈妈好样的！宝贝好样的！"

孩子这么快、这么容易就做到了，让我很惊喜。更让我惊喜的是，妈妈采纳了我小小的建议，快速调整了自己的态度和做法，行动立竿见影获得了成功。这个经历，对未来妈妈与孩子的交流，会不会是很好的例子呢？

后来进站的时候，听到她在问工作人员一些情况，看得出她是来上海玩的，要回外地的家。她带了两个孩子——那个小男孩，还有个七八岁的小姐姐。还带了一位60多岁的老人，估计是妈妈或婆婆。所以是一家四口人。

上车去杭州的路上，我在回想这一家人。几日的上海之行，看到了很多，听到了很多，体验了很多，最后在虹桥火车站，这么一个陌生人，跟她的几句交谈，有没有可能给她增添一份新的上海印象？

这样想着，心里忽然美滋滋的。如果这位妈妈因为这个小插曲，更增添了对上海的美好回忆，我发现我也在给上海做贡献。

几句话的建议，就引发对方不一样的行动，引来对方期待的结果，这个经历、这个体验好棒，以后我会抓住任何时机这样做。

地铁里愤怒的母亲

大约两年前，我在徐家汇转地铁时，也发生过一个小插曲。

我上了长长的手扶电梯，看到一位年轻的妈妈，站在转弯处的大柱子旁边，食指指向一个六七岁的小孩，居高临下，脸色很凶，很大声地呵斥着。那个小男孩背靠柱子，抬头望着妈妈，满脸的羞愧、尴尬、惶恐，手足无措。

在妈妈的背后，是我们一群群的行人在经过。我也从她背后经过，听到了她愤怒的呵斥声，心里不禁"咯噔"了一下，第一个体验是妈妈很愤怒，第二个体验是宝贝很尴尬。往前走了十来米，妈妈的声音继续传过来，我的心里越发不安：妈妈这样的方式，会对这个孩子产生怎样的影响？这样的方式，在未来如果持续下去的话，对孩子的成长，很可能会产生不良的影响吧？我要不要介入？

于是我转身返回，微笑着在妈妈耳边悄悄说："这位妈妈，你好！看得出你很生气，但这里是公共场合，人来人往的，你这样大声地斥责孩子，有可能会让孩子很尴尬、很受伤。"

妈妈停下了呵斥，转头看我。我一只手轻轻放在她肩上，温和地说："你可不可以蹲下来，轻轻地对孩子说话？最好把孩子拉到旁边人少的地方，轻轻说，这样孩子才可能听进去。我是心理咨询师，所以忍不住想要提醒你一下，很冒昧，请你理解。"她一边说："不冒昧，谢谢你！谢谢你！"一边蹲了下来。我也随着她蹲下来，轻抚她的肩膀，说："做妈妈好辛苦！蹲下来就和孩子平等了，可以跟孩子很好地沟通，这样会帮到孩子的。好，祝福你们，再见！"

我转身走了，发现身后传来的不再是大声的呵斥，而是轻轻的声音。愤怒还是有的，如果说刚才是十分愤怒的话，现在则是一两分的愤怒了，是情绪渐渐平和下来和孩子交流的状态。感受到这种变化，我的心里好舒服啊！

这个神奇的转变也让我意识到，原来我的话是可以很快影响到别人的，话贴到对方的心，能够让对方调整心态，从而调整行为，然后效果、结果也发生变化，真的是太棒了！

随时叙事的幸福

以上发生的两件事情很相似：我的介入、我短短的几句话，先后让两位妈妈调整了心态和行为，从而更好地陪伴孩子，我觉得妈妈们太棒了！我也太棒了！

妈妈那么爱孩子，只是因为没有机会去学习如何爱孩子，如何与孩子交流，没有学会如何控制自己的情绪，不知道如何说孩子才愿意听，所以很苦恼。而我们这些心理工作者，有机会去学习，去接受培训，懂得了如何陪孩子才贴心有效，所以就要尽可能多地去和父母们交流。通过做心理咨询、心理培训，甚至通过随时随地与陌生妈妈进行叙事态度的交流，就可以帮到很多父母和孩子，这是多么幸福的事情啊！